人民健康·名家科普丛书

肝病防与治

总主编 王 俊 王建六

主 编 王 豪

副主编 封 波

U0227318

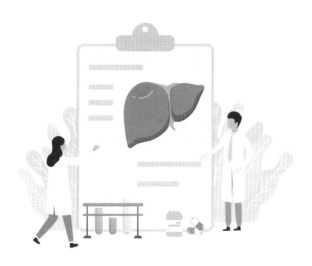

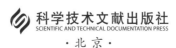

科学技术文献出版社
SCIENTIFIC AND TECHNICAL DOCUMENTATION PRESS

·北京·

图书在版编目（CIP）数据

肝病防与治 / 王豪主编. — 北京：科学技术文献出版社，2024.6
（人民健康·名家科普丛书 / 王俊，王建六总主编）
ISBN 978-7-5235-0800-8

Ⅰ. ①肝… Ⅱ. ①王… Ⅲ. ①肝疾病—防治 Ⅳ. ① R575

中国国家版本馆 CIP 数据核字（2023）第 186534 号

肝病防与治

策划编辑：孔荣华 王黛君 责任编辑：吕海茹 责任校对：张吲哚 责任出版：张志平

出　版　者	科学技术文献出版社	
地　　　址	北京市复兴路15号　　邮编　100038	
编　务　部	（010）58882938，58882087（传真）	
发　行　部	（010）58882905，58882868（传真）	
邮　购　部	（010）58882873	
官 方 网 址	www.stdp.com.cn	
发　行　者	科学技术文献出版社发行　全国各地新华书店经销	
印　刷　者	北京地大彩印有限公司	
版　　　次	2024年6月第1版　2024年6月第1次印刷	
开　　　本	880×1230　1/32	
字　　　数	98千	
印　　　张	5.125	
书　　　号	ISBN 978-7-5235-0800-8	
定　　　价	39.80元	

编 委 会

丛书序

"健康所系，性命相托"，铮铮誓言诠释着医者的责任与担当。北京大学人民医院，这座百年医学殿堂，秉承"仁恕博爱，聪明精微，廉洁醇良"的百年院训，赓续"人民医院为人民"的使命，敬佑生命，守护健康。

人民健康是社会文明进步的基础，是民族昌盛和国家富强的重要标志，也是广大人民群众的共同追求。党中央把保障人民健康放在优先发展的战略位置，注重传播健康文明生活方式，建立健全健康教育体系，提升全民健康素养。北京大学人民医院勇担"国家队"使命，以守护人民健康为己任，以患者需求为导向，充分发挥优质医疗资源的优势，实现了全员时时、处处健康宣教，以病友会、义诊、讲座多渠道送健康；进社区、进乡村、进企业、进学校、上高原，足迹遍布医联体单位、合作院区，发挥了"国家队"引领作用；打造健康科普全媒体传播平台，将高品质健康科普知识传递到千家万户，推进提升了国民健康素养。

在建院 105 周年之际，北京大学人民医院与科学技术文献出版社合作，25 个重点学科、200 余名资深专家通力打造医学科普丛书"人民健康·名家科普"。丛书以大数据筛查百姓常见健康

问题为基准，结合北京大学人民医院优势学科及医疗特色，传递
科学、精准、高水平医学科普知识，提高公众健康素养和健康
文化水平。北京大学人民医院通过"互联网＋健康科普"形式，
构建"北大人民"健康科普资源库和健康科普专家库，为实现全
方位、全周期保障人民健康奠定并夯实基础；为实现"两个一百
年"奋斗目标、实现中华民族伟大复兴贡献"人民"力量！

王　俊　王建六

肝脏是人体内最大的实质性器官，重量达 1.2 ～ 1.8 kg。肝脏是人体内最大的代谢性器官，是蛋白质、脂肪、糖类、激素、维生素等物质的合成、分解、转化、储存的场所，同时，大部分化学物质、药物、毒素等都在肝脏转化解毒。肝脏是人体内最大的腺体，兼有内、外分泌的功能。肝脏分泌的胆汁可将人体内经肝脏转化或解毒的物质排入肠道并进而排出体外，以达到清洁人体的作用，同时胆汁还能帮助肠道吸收和转化脂肪类物质。肝脏具有重要的免疫功能，是抵御肠道进入异物、病原体的重要防线。在某些特殊情况下，肝脏还具有造血功能。到目前为止，现代医学还没有研发出可以完全代替肝脏功能的人工肝脏。所以，人的肝脏对于维持人的生命和健康，对于保持人的生活质量至关重要，且无可替代。

肝脏疾病很常见，而且种类繁多，包括病毒性肝炎（例如甲型肝炎、乙型肝炎、丙型肝炎等）、药物性肝炎（也包括一些保健品、化学物质、有毒物质等引起的肝炎）、酒精性肝病、自身免疫性肝病、脂肪肝（脂肪性肝炎）等。很多肝病可以转为慢性，对肝脏造成长期破坏，最终导致肝硬化、肝功能衰竭和死亡。在慢性肝病的基础上还很容易并发肝癌。肝癌号称癌中之王，治疗效果差、生存期短，严重威胁肝病患者的生命。我国是肝病大国，各种急、慢性肝病、肝硬化和肝癌的发病率远超其他国家。肝病就在我们身边，对我们构成了实实在在的严重威胁。充分了解肝病的相关知识、正确地预防和治疗肝病、保持正确的生活方式以保护我们的肝脏，对于我们的健康和长寿至关重要。

　　本书是关于肝脏疾病的科普类读物，由北京大学肝病研究所、北京大学人民医院肝病科长期从事肝病诊疗工作的临床医生撰写。其内容涵盖了临床常见的、多发的肝病表现、诊断和治疗。文字既科学精准，又通俗易懂，适合广大健康人群和肝病患者阅读参考。我们希望借本书为我国的肝病防治事业贡献力量。

王　豪

目 录

第一章
慢性乙型肝炎 ·· 1

第三章
甲型肝炎和戊型肝炎 ⋯⋯⋯⋯⋯⋯⋯⋯47

● ● ● ●

第四章

• • •

第五章

药物性肝损伤 ·· **77**

• • •

第七章

● ● ● ●

第八章
肝病相关检查 ················ **133**

▶▶▶ 第一章

慢性乙型肝炎

第一节

快速了解慢性乙型肝炎

Q: 什么是慢性乙型肝炎？

病毒性肝炎是由多种肝炎病毒引起的，以肝脏损害为主的一组全身性传染病。根据病原学类型，目前已确定的病毒性肝炎包括甲型肝炎（简称甲肝）、乙型肝炎（简称乙肝）、丙型肝炎（简称丙肝）、丁型肝炎（简称丁肝）和戊型肝炎（简称戊肝）。

慢性乙型肝炎病毒感染是指乙型肝炎表面抗原和/或乙型肝炎病毒 DNA（即 HBV DNA）阳性持续 6 个月以上。也就是说，如果通过抽血化验发现乙型肝炎表面抗原阳性，或者 HBV DNA 阳性，或者两者同时阳性持续 6 个月以上，就可以确认为慢性乙型肝炎病毒感染者，而由乙型肝炎病毒持续感染引起的肝脏慢性炎症性疾病就是慢性乙型肝炎（简称慢性乙肝）。

Q: 慢性乙型肝炎有什么症状？

慢性乙型肝炎病毒感染者如果肝功能正常或仅轻度异常，可能无任何不适症状。很多人是在献血前查体、进行医疗操作前筛查（如洗牙前、消化内镜检查前）、孕期传染病筛查、常规住院检查、肝功能异常来院就诊时，经检查发现自己乙型肝炎表面抗原阳性的。

慢性乙型肝炎患者在乙型肝炎活动期可出现乏力、食欲减退、腹胀、厌油腻、恶心、呕吐、肝区疼痛等，甚至尿色发黄。此时抽血查肝功能会发现丙氨酸氨基转移酶（ALT）、天门冬氨酸氨基转移酶升高。

慢性乙型肝炎患者病情较重时可出现白蛋白降低、总胆红素升高，甚至凝血指标异常。若患者自觉极度乏力、明显厌食、腹胀、尿色明显变黄，应警惕肝衰竭的发生，建议尽快就医。

Q: 慢性乙型肝炎有哪些类型？

根据乙型肝炎 e 抗原（HBeAg）的状态，可将慢性乙型肝炎分为 HBeAg 阳性慢性乙型肝炎和 HBeAg 阴性慢性乙型肝炎。

如果乙肝五项检测（俗称乙肝两对半）提示患者乙型肝炎表面抗原阳性、HBeAg 阳性、核心抗体阳性（俗称大三阳），这时 HBV DNA 定量水平往往较高，通常大于 2×10^4 IU/mL；同时，如果患者肝功能检查显示 ALT 持续或反复异常，或者肝活体组织学检查发现有明显炎症坏死和 / 或纤维化，那么，这个患者就是 HBeAg 阳性慢性乙型肝炎。

如果乙肝五项检测发现患者是乙型肝炎表面抗原阳性、HBeAg 阴性，多同时伴有乙型肝炎 e 抗体（抗 –HBe）阳性、核心抗体阳性（俗称小三阳），此时 HBV DNA 定量水平通常 ≥ 2×10^3 IU/mL（一般低于大三阳患者）；同时，如果患者肝功能检查发现 ALT 持续或反复异常，或者肝活体组织检查发现有明显炎症坏死和 / 或纤维化，那么，这个患者就是 HBeAg 阴性慢性乙型肝炎。

Q: 乙型肝炎是怎样传染的?

乙型肝炎主要的传播途径有母婴传播（母亲是乙型肝炎患者，在怀孕或分娩时将乙型肝炎病毒传给自己的孩子）、医源性传播（在医院里输了含有乙型肝炎病毒的血制品，或者使用了被乙型肝炎病毒污染的注射器、刀具等）和性传播（在性生活时有乙型肝炎病毒的一方将病毒传给另一方，男同性恋者很多见）。还有一些情况也可能会传染乙型肝炎，如用消毒不严格的器具文身、扎耳洞、修脚等。但日常的生活接触，如共餐、握手、接吻、呼吸等都不会传染乙型肝炎。

乙型肝炎病毒的传播是可以被阻断的，因此乙型肝炎不是一种遗传病。如果孕妇是乙型肝炎病毒感染者，可以在怀孕期间通过口服抗乙型肝炎病毒药物来降低体内乙型肝炎病毒的含量，并在产后给新生儿注射乙型肝炎疫苗和乙型肝炎免疫球蛋白，阻断乙型肝炎的母婴传播。

现在医院对乙型肝炎的筛查很严格，血制品里没有乙型肝炎病毒，用起来很安全。注射器等很多医疗器械都是一次性的，医疗器械的消毒也都很严格。因此，医源性乙型肝炎病毒感染已非常少见。

为了阻断性传播，建议新婚夫妇做婚前检查。如果一方有乙型肝炎病毒感染，另一方健康，则建议健康一方尽快注射乙型肝炎疫苗，将自己保护起来；患者一方积极治疗。另外，性生活时使用安全套能非常有效地阻断性传播。

Q: 哪些成人容易得慢性乙型肝炎?

　　容易得慢性乙型肝炎的高风险人群包括有乙型肝炎家族史的人（家庭成员有乙型肝炎患者，尤其母亲是乙型肝炎患者）、有静脉注射毒品史的人、既往有反复输血史的人、接受血液透析的患者、有接触乙型肝炎患者血液或体液的卫生保健人员和公共安全工作人员（在工作中被扎过乙型肝炎患者的针头或手术刀扎伤或割破自己）、囚犯，以及未接种乙型肝炎疫苗的糖尿病患者等。

　　此外，有过无保护的性行为者、有多个性伴侣者、男同性恋者得慢性乙型肝炎的风险也很高。

第一节

慢性乙型肝炎的检查、诊断

Q: 怎么尽早发现自己或孩子得了乙型肝炎？

如果母亲为乙型肝炎表面抗原阳性，建议在给孩子接种第 3 针乙型肝炎疫苗后的第 1 ～ 2 个月，即孩子 7 ～ 8 月龄时进行乙型肝炎表面抗原及乙型肝炎表面抗体的检测。若发现孩子乙型肝炎表面抗原阳性，说明孩子已经被乙型肝炎病毒感染，乙型肝炎疫苗免疫失败，以后应定期监测病毒含量和肝功能变化。如果发现孩子乙型肝炎表面抗体阳性，说明乙型肝炎疫苗接种成功。乙型肝炎表面抗体水平越高，保护力越强。

具有高乙型肝炎病毒感染风险的成年人，如静脉注射毒品者、接受血液透析者、乙型肝炎表面抗原阳性者的家庭成员等，应主动或定期去医疗机构进行乙肝五项检测及血清 HBV DNA 定量筛查，并尽早注射乙型肝炎疫苗，保持高水平的乙型肝炎表面抗体，以保护自己不被感染。

一旦存在经破损的皮肤或黏膜感染乙型肝炎病毒的可能性，如与乙型肝炎病毒感染者共用了剃须刀和牙具、医务人员在工作中发生意外暴露等，应尽快去医疗机构进行乙肝五项检测及 HBV DNA 定量筛查。必要时应及时注射乙型肝炎疫苗及乙型肝炎免疫球蛋白。

Q: 得了慢性乙型肝炎需要做哪些检查？

得了慢性乙型肝炎，需要进行的基本检查包括血常规（尤其注意血小板是否减少）、血生化（包含丙氨酸氨基转移酶、天门冬氨酸氨基转移酶、白蛋白、总胆红素、直接胆红素、肌酐等）、甲胎蛋白（诊断肝细胞癌的重要指标）、乙型肝炎病毒血清学检测（即俗称的乙肝两对半）、血清 HBV DNA 定量（建议采用高灵敏的实时定量 PCR 方法检测，其检测下限已降低至 10 ～ 20 IU/mL）、肝脏硬度值测定（如瞬时弹性成像）、腹部超声检查等。

有时，根据患者的具体情况，还需要做凝血分析、异常凝血酶原（是诊断肝细胞癌的另一个重要指标，可与甲胎蛋白互为补充）、腹部 CT、腹部磁共振成像（MRI），甚至肝活体组织检查（即肝穿刺检查）。

Q: 慢性乙型肝炎患者为什么要做腹部超声？

在临床工作中，医生给慢性乙型肝炎患者做腹部影像学检查的主要目的是监测肝脏疾病的进展，包括了解有无肝硬化及门静脉高压征象，发现肝脏占位性病变并鉴别其性质，通过动态监测及时发现和诊断肝细胞癌。腹部超声属于无创检查，价格相对便宜，可以实时显像，便于反复进行，因此是目前最常用的肝脏影像学检查方法。

通过腹部超声，医生可以观察患者肝脏和脾脏的大小、外形、实质回声，并能测定门静脉、脾静脉和肝静脉内径及血流情况，以及有无腹腔积液及其严重程度，从而判断有无肝硬化及门静脉高压；能比较早地发现肝内占位性病变，对于监测和早期发现肝细胞癌至关重要。如果辅以超声造影能更好地鉴别占位性病变的性质。

因此，乙型肝炎患者一定要定期进行腹部超声检查。

Q: 如何判读瞬时弹性成像结果？

在慢性乙型肝炎向肝硬化发展的过程中，一定伴随着肝纤维化的逐渐进展。肝纤维化是慢性肝脏损害导致的肝脏纤维结缔组织过度生成和沉积，是发展为肝硬化的必经途径。

瞬时弹性成像是一种肝纤维化无创诊断技术，可以通过检测肝脏硬度值来判断肝纤维化程度，目前国内已有多种瞬时弹性成像技术设备应用于临床，其中以 FibroScan 及 FibroTouch 应用较多。

瞬时弹性成像能够比较准确地识别进展期肝纤维化及早期肝硬化，但测定值受肝脏炎症坏死、胆汁淤积和重度脂肪病变等多种因素影响，需结合患者丙氨酸氨基转移酶、胆红素水平，以及腹部超声等检查对肝脏弹性检查结果进行综合判读。

根据《瞬时弹性成像技术诊断肝纤维化专家共识（2018 年更新版）》，对慢性乙型肝炎患者的 FibroScan 结果判读如下：如果胆红素正常、丙氨酸氨基转移酶 < 5 倍正常值上限，肝脏硬度值为 17 kPa 考虑肝硬化，肝脏硬度值为 12.4 kPa（ALT 异常，但 < 2 倍正常值上限时，肝脏硬度值为 10.6 kPa）考虑进展期肝纤维化；如果胆红素水平及丙氨酸氨基转移酶水平均正常，肝脏硬

度值为 12 kPa 考虑肝硬化，肝脏硬度值为 9 kPa 考虑为进展期肝纤维化。

Q: 慢性乙型肝炎病毒感染者的临床诊断标准是什么？

在实际工作中，根据乙肝五项、HBV DNA 定量、血常规、肝功能、腹部影像学、病理学和其他辅助检查结果，例如，凝血分析、瞬时弹性成像、胃镜，在临床上可以将慢性乙型肝炎病毒感染者分为以下 6 种：慢性乙型肝炎病毒携带状态、HBeAg 阳性慢性乙型肝炎、非活动性乙型肝炎表面抗原携带状态、HBeAg 阴性慢性乙型肝炎、隐匿性乙型肝炎病毒感染、乙型肝炎肝硬化。

第二节

慢性乙型肝炎的治疗

Q: 得了慢性乙型肝炎不治疗行吗?

得了慢性乙型肝炎,是一定要治疗的。

如果患者 HBV DNA 阳性,丙氨酸氨基转移酶(ALT)持续异常,并且排除了其他原因导致的肝功能异常,建议立即抗乙型肝炎病毒治疗;如果患者已存在肝硬化或发生了肝衰竭、肝细胞癌,即使 HBV DNA 检测不到,但只要乙型肝炎表面抗原阳性,也建议立即抗乙型肝炎病毒治疗;如果患者有乙型肝炎病毒感染相关的肝外表现(如肾小球肾炎、血管炎、结节性多动脉炎等),建议抗乙型肝炎病毒治疗;如果患者 HBV DNA 阳性,ALT 持续(1 年内连续随访 3 次以上,每次至少间隔 3 个月)高于治疗阈值(男性 30 U/L、女性 19 U/L),且排除其他原因所致,建议抗乙型肝炎病毒治疗;如果患者 HBV DNA 阳性,无论 ALT 水平高低,只要符合下列情况之一,建议抗乙型肝炎病毒治疗:①有乙型肝炎肝硬化或肝细胞癌家族史,②年龄大于 30 岁,③无创指标或肝活体组织检查,提示肝脏存在明显炎症或纤维化。

还有些特殊情况也应该抗乙型肝炎病毒治疗。如果乙型肝炎表面抗原阳性，且符合下列情况之一：①乙型肝炎患者行肝移植或其他器官移植；②肿瘤化疗或靶向药物及免疫抑制剂治疗；③合并丙型肝炎，应用治疗丙型肝炎的直接抗病毒药物（direct antiviral agent，DAA），如索磷布韦 / 维帕他韦等。

Q: 慢性乙型肝炎能治好吗？

大部分慢性乙型肝炎是很难治愈的，其治疗目标是最大限度地长期抑制乙型肝炎病毒的复制，即通过治疗使 HBV DNA 持续低于检测下限，减轻肝细胞炎症坏死及肝脏纤维组织增生，延缓和减少肝功能衰竭、肝硬化失代偿、肝细胞癌和其他并发症的发生，从而提高患者的生命质量，延长生存时间。

对于部分病毒含量特别少的患者，有治愈的机会。这时就可以追求更高的治疗目标，即临床治愈。临床治愈也叫功能性治愈，是指停止抗病毒治疗后，仍然保持着乙型肝炎表面抗原的阴性（可以出现乙型肝炎表面抗体，也可以不出现乙型肝炎表面抗体）、HBV DNA 检测不到、肝脏炎症缓解和肝组织病理学改善，从而使肝硬化和肝细胞癌的发生率显著降低。需要大家警惕的是，即使获得临床治愈，在某些特定条件下，仍存在着乙型肝炎病毒再激活（HBV DNA 由阴性转为阳性，或乙型肝炎表面抗原由阴性转为阳性）的风险和发生肝细胞癌的风险，尤其是年龄大于 50 岁的人群。

Q: 得了慢性乙型肝炎用什么药好？

慢性乙型肝炎的治疗药物主要包括核苷（酸）类似物和干扰

素 α 两大类。

核苷（酸）类似物是一类口服药，这类药物服用方法简单，仅需每日口服 1 次，每次 1 片，不良反应较少，绝大多数患者可以长期安全服用，是临床上应用最为广泛的抗乙型肝炎病毒药物。目前临床首选药物有恩替卡韦、富马酸替诺福韦二吡呋酯、富马酸丙酚替诺福韦及艾米替诺福韦。其他药物，如替比夫定、拉米夫定和阿德福韦酯等，因为抗乙型肝炎病毒作用不够强，或者因为有较高的耐药率和不良反应发生率，已经不建议使用。

干扰素 α 是一类需要皮下注射的针剂，目前常用的是长效干扰素，即聚乙二醇干扰素 α，每周只需皮下注射 1 次。干扰素并不适用于所有的慢性乙型肝炎患者，如果患者怀孕或短期内有生育计划、有精神病史、有失代偿期肝硬化、有未控制的自身免疫性疾病等，则不能选择干扰素 α 治疗。

乙型肝炎抗病毒药物的选择是一个非常专业的问题，建议慢性乙型肝炎患者在开始治疗前与肝病专科医生进行充分沟通，选择最适合的治疗方案；在治疗过程中，按照医生的要求定期监测疗效和不良反应。

除了抗乙型肝炎病毒药物外，如果患者还存在肝功能异常、肝纤维化等问题，可以考虑保肝、抗肝纤维化等辅助治疗。

Q: 得了慢性乙型肝炎需要吃多久的药？

目前抗乙型肝炎病毒药物的疗效尚不足以彻底杀灭乙型肝炎病毒。口服抗乙型肝炎病毒药物的临床治愈率仅有 1% 左右。因此，慢性乙型肝炎是一个需要长期治疗的疾病，中途不当停药会导致疾病复发或加重。长期抗乙型肝炎病毒治疗可有效控制疾病进展，并可使肝硬化逆转（逆转肝纤维化），减少肝硬化和肝癌的发生，提高生活质量。如果患者已进展至肝硬化，建议终身治疗。

如果是 HBeAg 阳性的乙型肝炎患者，在医生指导下接受了恩替卡韦、富马酸替诺福韦二吡呋酯、富马酸丙酚替诺福韦或艾米替诺福韦治疗，那么在治疗过程中需要到医院定期进行疗效和安全性方面的检查，最好至乙型肝炎表面抗原消失再停药。在治疗满 1 年的时候，如果 HBV DNA 水平已经低于检测下限，ALT 恢复正常，HBeAg 转阴，抗–HBe 转阳，则称为 HBeAg 血清学转换（俗称的"大三阳"转为"小三阳"，提示疾病明显好转），说明该患者的治疗效果非常好。但这时是万万不能停药的，还需要再巩固治疗至少 3 年，期间每隔 6 个月复查 1 次。如果仍保持上述的疗效不变，且乙型肝炎表面抗原小于 100 IU/mL，且患者本人希望停药观察，那么可以尝试停药。但停药后有复发风险，即 HBV DNA 转阳和转氨酶重新升高，肝病再次进展。因此，停药后应严密监测，延长用药疗程可减少复发。

如果患者在治疗前化验发现 HBeAg 阴性，且接受了恩替卡韦、富马酸替诺福韦二吡呋酯或者富马酸丙酚替诺福韦等药物的治疗，在治疗过程中仍需要到医院定期检查其疗效和安全性。如果化验发现 HBV DNA 已经低于检测下限，说明已经获得了病毒学应答，治疗效果满意。但这时也是万万不能停药的，仍需要继续服药至乙型肝炎表面抗原消失、HBV DNA 低于检测下限，巩固治疗 6 个月仍检测不到者，此时可以考虑停药随访，但停药后会有复发风险。

　　需要强调的是，在乙型肝炎抗病毒药物治疗过程中，不得随意停药，应定期去医院随访，监测疗效和不良反应。如果在医生的指导下尝试停药，停药后应严密监测肝功能、HBV DNA 水平等，必要时需再次治疗。

Q: 慢性乙型肝炎治疗多久需要复诊?

　　在抗乙型肝炎病毒治疗过程中，定期复诊一方面是为了了解抗乙型肝炎病毒治疗的疗效；另一方面是为了监测药物不良反应，保证患者长期用药的安全。复诊的间隔时间取决于所用的药物。

　　如果患者应用的是聚乙二醇干扰素 α，血常规检查在开始治疗的第 1 个月应每周检查 1 次，稳定后每月化验 1 次；肝脏生化学指标每月检查 1 次；甲状腺功能和血糖每 3 个月检查 1 次；HBV DNA 和乙肝五项，可以每 3 个月检查 1 次；肝脏硬度值测定每 6 个月检查 1 次；腹部超声检查和甲胎蛋白检测等，如无肝硬化，每 6 个月检查 1 次，有肝硬化者每 3 个月检查 1 次，必要时行增强 CT 或增强 MRI 检查以早期发现肝细胞癌。

　　如果患者口服核苷（酸）类似物进行抗乙型肝炎病毒治疗，那么可以每 3 ～ 6 个月进行 1 次血常规、肝脏生化学指标、HBV DNA 定量和乙肝五项检测及肝脏硬度值测定等；腹部超声检查和甲胎蛋白检测等，无肝硬化者每 6 个月检查 1 次，肝硬化患者每 3 个月检查 1 次，必要时做增强 CT 或增强 MRI 以早期发现肝细胞癌；每 6 ～ 12 个月检测 1 次血磷水平、肾功能，有条件者可监测肾小管早期损伤指标，尤其是采用富马酸替诺福韦二吡呋酯治疗者。

Ⓠ 如何预防耐药？

乙型肝炎病毒本身是一个高变异的病毒，在其核酸的复制过程中易发生一个或多个核苷酸的变异。它可以在慢性持续性感染过程中自然变异，也可因抗乙型肝炎病毒药物治疗诱导乙型肝炎病毒基因变异。乙型肝炎病毒的基因变异后有可能导致对抗乙型肝炎病毒药物敏感性下降。在临床工作中，如果检测到与乙型肝炎病毒耐药相关的基因发生突变，从而出现耐药现象，称为基因型耐药。

在应用核苷（酸）类似物抗乙型肝炎病毒的治疗过程中，如果患者每天按时服药，也没有更改治疗方案，但 HBV DNA 水平比治疗过程中的最低值升高了 10 倍以上，或者 HBV DNA 在转为阴性后又转为阳性了，这时应警惕是不是出现了乙型肝炎病毒相关基因的耐药突变。如果怀疑有耐药突变，应立即到医院做乙型肝炎病毒耐药基因检测。如果确认发生了乙型肝炎病毒耐药突变，应在医生指导下调整治疗方案。

为了预防乙型肝炎病毒耐药的发生，对于首次开始抗乙型肝炎病毒治疗的患者，应首选强效、低耐药的药物（一线药物）来进行治疗，如恩替卡韦、富马酸替诺福韦二吡呋酯、富马酸丙酚替诺福韦、艾米替诺福韦。如果目前正在应用非首选药物治疗，如替比夫定、拉米夫定和阿德福韦酯，建议必要时在医生指导下换用强效、低耐药药物，以降低耐药风险。同时，非常重要的是，在治疗过程中，应该按时去医院复诊，定期检测 HBV DNA 水平，以便及时发现乙型肝炎病毒耐药，并尽早给予挽救治疗。

❓ 慢性乙型肝炎合并慢性肾脏病者如何选用抗病毒药物?

慢性乙型肝炎患者如合并慢性肾脏病、肾功能不全或接受肾脏替代治疗（透析），推荐口服恩替卡韦或富马酸丙酚替诺福韦进行乙型肝炎抗病毒治疗，可根据情况选用替比夫定进行抗乙型肝炎病毒治疗，不建议应用阿德福韦酯或富马酸替诺福韦二吡呋酯。同时，应根据患者肾功能情况，如肌酐水平、肾小球滤过率、肌酐清除率等调整抗乙型肝炎病毒药物的剂量。

如果患者合并失代偿期肝硬化、肾小球滤过率小于 60 mL/（min·1.73 m²）、高血压控制不良、蛋白尿、糖尿病未控制、活动性的肾小球肾炎、使用了肾毒性药物或接受了实体器官移植，此时存在肾脏损伤高危风险，那么在应用任何核苷（酸）类似物抗乙型肝炎病毒的过程中，均需监测肾功能、血磷水平，有条件者可监测肾小管早期损伤指标。

已应用阿德福韦酯或富马酸替诺福韦二吡呋酯的患者如果发生肾脏、骨骼疾病或存在高危风险时，建议改用恩替卡韦或富马酸丙酚替诺福韦。

❓ 需要化疗的乙型肝炎患者应注意什么?

乙型肝炎病毒感染者在接受肿瘤化疗、靶向药物或免疫抑制剂治疗时有可能导致乙型肝炎病毒再激活。乙型肝炎病毒的再激活指的是在 HBV DNA 或乙型肝炎表面抗原呈很低水平，或已经转为阴性的情况下，乙型肝炎病毒水平再次升高或由阴转阳。乙肝病毒再激活可以引起严重肝脏损伤，重者可导致肝衰竭甚至死亡。

因此，所有接受化疗、靶向药物或免疫抑制剂治疗的乙型肝炎患者，起始治疗前应常规筛查乙型肝炎表面抗原及乙型肝炎核心抗体。①如果乙型肝炎表面抗原阳性，应在开始使用免疫抑制剂、靶向药物及化疗药物之前（至少1周以上）或最迟与之同时应用核苷（酸）类似物进行抗乙型肝炎病毒治疗。②若乙型肝炎表面抗原阴性、乙型肝炎核心抗体阳性，但 HBV DNA 阳性，也需要进行预防性抗乙型肝炎病毒治疗。③如果乙型肝炎表面抗原阴性、乙型肝炎核心抗体阳性，但 HBV DNA 为阴性，可每1～3个月检测一次 ALT、乙型肝炎表面抗原和 HBV DNA，一旦乙型肝炎表面抗原或 HBV DNA 转为阳性，应立即启动抗乙型肝炎病毒治疗。

还需要注意的是，对于乙型肝炎表面抗原阴性、乙型肝炎核心抗体阳性的患者，若使用了抗 B 细胞单克隆抗体（如利妥昔单抗）或进行了造血干细胞移植或伴进展期肝纤维化/肝硬化，也应该预防性使用抗乙型肝炎病毒药物治疗。

Ⓠ 乙型肝炎患者合并慢性丙型肝炎，应注意什么？

乙型肝炎表面抗原阳性的患者，如同时患有慢性丙型肝炎，需要应用直接抗病毒药物，如索磷布韦/维帕他韦等对慢性丙型肝炎进行治疗。近年来的文献数据提示，这种情况有发生乙型肝炎病毒再激活的风险。因此，在应用直接抗病毒药物治疗慢性丙型肝炎期间和停药后 3 个月内，建议联合恩替卡韦、富马酸替诺福韦二吡呋酯或富马酸丙酚替诺福韦进行抗乙型肝炎病毒治疗，并定期复查血常规、血生化、丙型肝炎病毒 RNA、乙肝五项及 HBV DNA 等。

如果患者乙型肝炎表面抗原为阴性，但乙型肝炎核心抗体阳性，那么在应用直接抗病毒药物治疗慢性丙型肝炎的过程中，乙型肝炎病毒也有再激活的风险，但风险相对较小。这时不需要联合乙型肝炎抗病毒药物。但在治疗慢性丙型肝炎的过程中，应每月监测血清 HBV DNA 和乙型肝炎表面抗原，一旦发现 HBV DNA 或乙型肝炎表面抗原转阳，应及时加用抗乙型肝炎病毒药物。

第四节

慢性乙型肝炎的预防

Q: 慢性乙型肝炎怎么预防?

接种乙型肝炎疫苗是预防乙型肝炎病毒感染最有效的方法。除此之外,还应推广安全注射(包括一次性使用的取血针、注射器和针灸针等器具),服务行业所用的理发、刮脸、修脚、穿刺和文身等器具也应严格消毒。若性伴侣为乙型肝炎表面抗原阳性者,应接种乙型肝炎疫苗或性生活时使用安全套。

乙型肝炎表面抗原阳性的孕妇,应尽量避免羊膜腔穿刺。母亲为乙型肝炎表面抗原阳性的新生儿,在出生 12 小时内尽早注射乙型肝炎免疫球蛋白及乙型肝炎疫苗,并在 1 月龄和 6 月龄时分别接种第 2 针和第 3 针乙型肝炎疫苗。如果孕妇体内乙型肝炎病毒含量较高,还应该在孕期适当的时候口服抗乙型肝炎病毒药物以降低病毒含量,减少孩子感染的风险。

Q: 慢性乙型肝炎患者在日常生活中需要注意什么?

在日常生活中,慢性乙型肝炎患者应定期体检或者去正规医院定期随访,按照医生的要求,完成常规的各项检查项目,如血常规、血生化、甲胎蛋白、乙肝五项、乙型肝炎表面抗原和 / 或乙型肝炎病毒 DNA（HBV DNA）定量、腹部超声、肝脏硬度值测定等。如果符合慢性乙型肝炎抗病毒治疗的指征，应在医生指导下进行积极的抗乙型肝炎病毒治疗，以期改善慢性乙型肝炎的临床结局。

另外，慢性乙型肝炎患者应避免熬夜、过度劳累，要忌烟、忌酒。在肝功能异常时，应低脂饮食，避免剧烈运动，适当应用保肝降酶药物，并注意监测肝功能变化情况。保持良好的卫生习惯，避免不洁饮食，以免合并感染急性甲型肝炎或急性戊型肝炎，导致病情加重。

慢性乙型肝炎患者的家庭成员，应当去医院常规进行乙肝五项检测，如果乙型肝炎表面抗体阴性，应尽早注射乙型肝炎疫苗。

Q: 慢性乙型肝炎患者能与家人一起吃饭吗？

乙型肝炎病毒不经呼吸道和消化道传播。因此，慢性乙型肝炎患者能与家人一起吃饭。日常学习、工作或生活接触，如在同一办公室工作（包括共用计算机等）、握手、拥抱、同住一宿舍、一起吃饭、共用厕所等无血液暴露的接触，也不会传染乙型肝炎。既往研究亦未发现乙型肝炎病毒能经吸血昆虫，如蚊子和臭虫等传播。

对成人来讲，慢性乙型肝炎的传播途径主要是血液和性接触。因此，慢性乙型肝炎患者的家庭成员有相对较高的乙型肝炎病毒感染风险。乙型肝炎病毒可经破损的皮肤或黏膜传播，故慢性乙型肝炎患者的家庭成员在日常生活中，注意不要与其共用剃须刀和牙具。另外，与慢性乙型肝炎患者发生无防护的性接触，也有较高的感染乙型肝炎的风险。若性伴侣为慢性乙型肝炎患者，性生活时应用安全套防护，并尽快完成乙型肝炎疫苗全程接种。

Q: 发生意外暴露如何紧急处理？

意外暴露是指暴露者的皮肤或黏膜不慎接触了乙型肝炎表面抗原阳性人群的血液或体液，或被乙型肝炎表面抗原阳性人群污染了的针头刺伤或刀具割伤。

发生意外暴露后不必惊慌，如果暴露者的皮肤、黏膜是完整的，没有破损，那么做一般的清洗和消毒就可以了。如果是被针头刺破或刀具割伤，首先应该在伤口周围进行挤压，尽量挤出伤口中的血液，然后再用生理盐水或清水冲洗伤口，最后用碘伏消毒伤口。接下来应该去医院抽血检测乙肝五项及 HBV DNA 定量，并记得在 3～6 个月后复查。

如果暴露者以前接种过乙型肝炎疫苗，并且近期化验乙型肝炎表面抗体是阳性的，说明对乙型肝炎病毒有抵抗力，可不必做进一步处理；如果既往从未接种过乙型肝炎疫苗，或者虽然接种过乙型肝炎疫苗，但近期化验乙型肝炎表面抗体是阴性，或者乙型肝炎表面抗体水平不详，那么在伤口清理完毕后应立即注射 1 支 200～400 IU 的乙型肝炎免疫球蛋白，同时在不同部位接种第 1 针乙型肝炎疫苗，1 个月和 6 个月后分别接种第 2 针和第 3 针乙型肝炎疫苗。

Q: 哪些人需要接种乙型肝炎疫苗？

接种乙型肝炎疫苗是预防乙型肝炎病毒感染最有效的方法。乙型肝炎疫苗的接种对象主要是新生儿、婴幼儿、15 岁以下未免疫人群，以及高危人群，如医务人员、经常接触血液的人员、托幼机构工作人员、接受器官移植患者、经常接受输血或血液制品者、免疫功能低下者、乙型肝炎表面抗原阳性者的家庭成员、有同性性行为者、有多个性伴侣者和静脉内注射毒品者等。

此外，接受抗肿瘤治疗（化疗或放疗）或免疫抑制剂治疗者、丙型肝炎应用直接抗病毒药物治疗者、人类免疫缺陷病毒感染者（艾滋病患者），也建议接种乙型肝炎疫苗。

乙型肝炎疫苗全程需接种 3 针，每针 20μg，接种第 1 针疫苗后，满 1 个月和 6 个月时接种第 2 针和第 3 针。对免疫功能低下或无应答者，可以增加疫苗的接种剂量和针次。接种乙型肝炎疫苗后有抗体应答者的保护效果可持续多年。

乙型肝炎疫苗是一种非常安全的疫苗，不良反应极少见。

Q: 慢性乙型肝炎孕妇如何防止胎儿感染？

血清 HBV DNA 高水平是母婴传播的高危因素。如果孕妇处于妊娠中后期，并检测到 HBV DNA 载量大于 2×10^5 IU/mL 时，建议在妊娠第 24 ～ 28 周开始抗乙型肝炎病毒治疗，可应用富马酸替诺福韦二吡呋酯。使用富马酸替诺福韦二吡呋酯的母亲，在孩子出生后，可以进行母乳喂养。

对乙型肝炎表面抗原阳性的孕妇，应尽量避免羊膜腔穿刺，保证胎盘的完整性，减少新生儿暴露于母血的机会。

对于母亲为乙型肝炎表面抗原阳性的新生儿，出生12小时内应尽早注射100 IU的乙型肝炎免疫球蛋白，同时在不同部位接种10μg重组酵母乙型肝炎疫苗，并在孩子1月龄和6月龄时分别接种第2针和第3针乙型肝炎疫苗。于接种第3针乙型肝炎疫苗后1～2个月时，即孩子7月龄或8月龄时，进行乙型肝炎表面抗原和乙型肝炎表面抗体的检测。若乙型肝炎表面抗原阴性，同时乙型肝炎表面抗体阴性，可按0个、1个和6个月免疫程序再接种3针乙型肝炎疫苗。

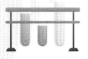

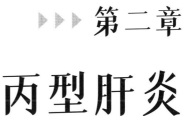

▶ ▶ ▶ 第二章

丙型肝炎

第一节

快速了解丙型肝炎

Q: 什么是丙型肝炎?

丙型肝炎（丙肝）是由丙型肝炎病毒引起的以肝损害为主的一种全身性传染病，有急性和慢性两种临床类型。如果感染丙型肝炎病毒后，感染持续 6 个月或更长时间没有痊愈，就是慢性丙型肝炎。

丙型肝炎的传染源为急、慢性丙型肝炎患者。丙型肝炎病毒主要经血液、性接触和母婴三条途径传播。人群普遍易感。感染丙型肝炎病毒后可表现为乏力、食欲减退、厌油腻、腹胀及肝区不适等，部分患者可出现皮肤、眼睛黄染，甚至进展为肝硬化和肝细胞癌，亦有部分病例可无任何临床症状。

目前，绝大多数丙型肝炎患者可以通过简单的口服药物治疗，3～6 个月即可痊愈。

Q: 丙型肝炎是怎样传染的?

丙型肝炎病毒主要经血液、性传播、母婴三条途径传播，具体如下。

（1）血液传播：①经输血和血制品、单采血浆回输血细胞传播：我国自 1993 年对献血员筛查丙型肝炎病毒抗体以来已很少发生经输血和血制品传播的病例。②经破损的皮肤和黏膜传播：包括使用非一次性注射器和针头、未经严格消毒的牙科器械、内镜下操作、侵袭性操作和针刺等。共用剃须刀、共用牙刷，修脚、文身和穿耳孔等工具消毒不够也是丙型肝炎病毒潜在的经血传播方式。静脉药瘾者共用注射器和不安全注射是目前新发感染最主要的血液传播方式。

（2）经性接触传播：与丙型肝炎病毒感染者发生性接触和有多个性伴侣者，感染丙型肝炎病毒的危险性较高。

（3）母婴传播：若母亲在分娩时丙型肝炎病毒 RNA（HCV RNA）阳性，则胎儿感染的危险性可高达 4% ～ 7%。

日常生活接触、工作接触、共用办公器具、拥抱、打喷嚏、咳嗽、接吻、饮水、共用餐具和水杯、无皮肤破损及其他无血液暴露的接触，一般不传播丙型肝炎病毒。

Q: 哪些人容易得丙型肝炎？

人群对丙型肝炎病毒普遍易感，即使丙型肝炎治愈后仍可发生再次感染的情况。根据丙型肝炎病毒的传播途径，以下人群容易感染丙型肝炎病毒，应加强对丙型肝炎病毒的筛查和监测。

（1）有静脉药瘾、鼻内非法毒品使用史者。

（2）有职业或其他原因（文身、穿耳孔、针灸等）所致的针刺伤史者。

（3）有医源性暴露史，包括手术、透析、不洁口腔诊疗操作、器官或组织移植者。

（4）有高危性行为史，如多个性伴侣、男男同性性行为者。

（5）丙型肝炎病毒感染者的性伴侣及家庭成员。

（6）人类免疫缺陷病毒（HIV）感染者及其性伴侣。

（7）母亲丙型肝炎病毒感染后所生的子女。

（8）破损皮肤和黏膜被丙型肝炎病毒感染者血液污染者。

（9）有输血或应用血液制品史者（特别是 1993 年前有过输血或应用血制品者）。

（10）1996 年前的供血浆者。

Q: 丙型肝炎是否能预防？

目前，尚无有效的丙型肝炎疫苗可供使用。丙型肝炎的预防主要包括以下措施。

（1）对丙型肝炎高危人群进行筛查及管理。

（2）严格筛选献血员，推行无偿献血。

（3）预防医源性及经破损皮肤、黏膜传播，推行安全注射和标准预防，到正规医院进行静脉输液、口腔诊疗及有创和侵入性诊疗；到正规店铺文身、文眉、修脚等，注意使用经消毒的一次性工具；不共用剃须刀及牙具等。

（4）预防性接触传播，有多个性伴侣者应定期检查，建议丙型肝炎病毒感染者进行性行为时使用安全套。

（5）预防母婴传播，丙肝肝炎病毒阳性的孕妇，应避免延迟破膜，尽量缩短分娩时间；保证胎盘的完整性，避免羊膜腔穿刺，减少新生儿暴露于母血的机会。

（6）积极治疗和管理感染者，只要诊断为丙型肝炎病毒感染，不论疾病分期如何，均应该进行有效、规范的抗病毒治疗。

⓺ 丙型肝炎会传给胎儿吗?

丙型肝炎作为一种传染病会通过血液、性接触、母婴等途径传播。

丙型肝炎病毒抗体（抗 –HCV）阳性的母亲将丙型肝炎病毒传播给胎儿的危险性约为 2%；若在分娩时母亲丙型肝炎病毒阳性，则胎儿感染丙型肝炎病毒的危险性可高达 4% ～ 7%；孕产妇合并 HIV 感染时，丙型肝炎病毒感染的危险性增至 20%。另外，孕产妇丙型肝炎病毒高载量也会增加传播的危险性。尚无有效的丙型肝炎疫苗可供使用。患有慢性丙型肝炎的育龄期女性，应争取在计划妊娠前至少 6 个月先完成丙肝抗病毒治疗，在治愈后再考虑生育。

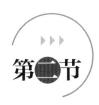

第二节
丙型肝炎的诊断和治疗

Q: 怎么尽早发现自己得了丙型肝炎?

应确认自己是否为丙型肝炎高危人群，如为高危人群则应尽快到医院进行丙型肝炎病毒血清学（即丙型肝炎抗体，抗 –HCV）或丙型肝炎病毒病毒学（即 HCV RNA，丙型肝炎病毒核糖核酸）的检测。

如无可能感染丙型肝炎病毒的途径，但感觉乏力、食欲减退、厌油腻、腹胀及肝区不适，或发现皮肤、眼睛黄染，或者发现肝功能异常、肝硬化、肝癌等，均应进行丙型肝炎病毒的筛查。可以通过检测抗 –HCV 对可能的丙型肝炎病毒感染者进行筛查。抗 –HCV 阳性者，应进一步检测 HCV RNA，以确定是否为现症感染。血清抗 –HCV 滴度越高，HCV RNA 检出的可能性越大。

一些自身免疫性疾病患者可出现抗 –HCV 假阳性；血液透析和免疫功能缺陷或合并 HIV 感染者可出现抗 –HCV 假阴性；急性丙型肝炎患者可因为检测抗 –HCV 时处于窗口期而出现抗 –HCV 阴性。痊愈后的丙型肝炎患者可长期保持抗 –HCV 阳性，但滴度会逐年降低。因此，对于丙型肝炎，HCV RNA 是确诊的唯一指标。

Q: 丙型肝炎早期有什么症状?

暴露于丙型肝炎病毒后 1 ~ 3 周,在外周血中可检测到丙型肝炎病毒 RNA(HCV RNA)。急性丙型肝炎病毒感染者可表现出乏力和消化道症状,如食欲减退、厌油、恶心、呕吐、腹泻或便秘等。随着病情进展,有些患者可表现为尿色加深、巩膜和皮肤黄染,也可有大便颜色变浅,部分病例可有肝、脾轻度肿大。20% ~ 50% 的急性丙型肝炎病毒感染者可自发清除病毒(自愈),多数发生于出现症状后的 12 周内。

病毒持续感染 6 个月仍未痊愈者可诊断为慢性丙型肝炎,慢性丙型肝炎常常起病隐匿,症状多较轻微,但检查时可发现肝功能异常,甚至已进展为肝硬化、肝衰竭或肝癌。

Q: 丙型肝炎常规诊疗的流程是怎样的?

发现丙型肝炎病毒抗体(抗 –HCV)阳性后,应先到肝病或传染病专科门诊就诊,完善丙型肝炎病毒 RNA(HCV RNA)检查,如丙型肝炎病毒 RNA 阳性则可确诊丙型肝炎。

肝病(或传染病)专科医生会详细询问患者的病史,如是否有输血史、医源性暴露史、针刺伤史、高危性行为史、丙型肝炎病毒家族史、静脉药瘾史等,以明确其感染丙型肝炎病毒可能的途径和具体时间。如果经确认感染时间超过半年,则诊断为慢性丙型肝炎。确诊后要做抗病毒治疗前的评估,包括肝肾功能的检查、肝病严重程度的评估、是否合并其他疾病等。完成上述检查和评估后即可根据检查结果制订抗病毒方案，尽早进行丙型肝炎抗病毒治疗。

结束治疗后，在停药 3 个月时，患者需要复查丙型肝炎病毒 RNA 以明确丙型肝炎是否治愈。

Q: 确诊丙型肝炎后还需要做哪些检查？

在通过检测丙型肝炎病毒抗体（抗 –HCV）和丙型肝炎病毒 RNA 确诊丙型肝炎后，还需要完善如下检查评估病情以确定治疗方案，选择合适的药物。

（1）一般检查：血常规、肝功能、肾功能、甲胎蛋白、乙肝表面抗原等。

（2）丙型肝炎病毒基因分型：丙型肝炎病毒基因型及亚型的检测是确定抗病毒治疗方案、选择抗病毒药物的基础，但随着泛基因型抗病毒药物的应用，基因型的检测逐渐变得不那么重要。

（3）肝纤维化的无创性诊断：可通过瞬时弹性成像、无创评分系统（如 APRI 评分）、FIB-4 指数评估肝纤维化的程度。少数情况下，可能需要进行肝活检以明确诊断。

（4）影像学检查：包括腹部超声、CT 或磁共振成像等，主要目的是监测慢性丙型肝炎的临床进展、了解有无肝硬化、发现占位性病变和鉴别其性质，尤其是检测和诊断肝癌。

（5）合并疾病和合并用药：由于丙肝抗病毒药物与多种药物存在相互作用，因此在开始治疗前还需要评估患者有无合并其他疾病以及合并用药情况，防止药物之间相互影响，降低疗效。

Q: 丙型肝炎病毒感染后没有症状可以不治疗吗?

丙型肝炎病毒感染进展多缓慢,起病隐匿,很多感染者甚至没有任何临床症状,认为不治疗也无妨,其实不然。

丙型肝炎病毒感染后 20 年,可能有 5% ～ 15% 的感染者进展为肝硬化;丙型肝炎病毒感染后 30 年将有 1% ～ 3% 的感染者进展为肝癌。

因此,一旦确诊丙型肝炎,所有患者均应及时进行抗病毒治疗。抗病毒治疗的目标是清除丙型肝炎病毒,获得治愈,消除或减轻丙型肝炎病毒相关肝损伤,逆转肝纤维化,阻止丙肝进展为肝硬化、失代偿期肝硬化、肝衰竭或肝癌,提高患者的长期生存率与生活质量,预防丙型肝炎病毒传播。其中进展期肝纤维化及肝硬化患者丙型肝炎病毒的清除可降低肝硬化失代偿和肝癌的发生率;失代偿期肝硬化患者丙型肝炎病毒的清除有可能降低其对肝移植的需求,提高生存率。因此,建议所有没有治疗禁忌证的患者均应尽早接受抗病毒治疗。

Q: 丙型肝炎可以治愈吗?

丙型肝炎是一种可以完全治愈的疾病,绝大多数患者经过有效的抗病毒治疗可以完全清除丙型肝炎病毒。

目前丙型肝炎的治疗方法非常简单,仅需口服药物 3 ～ 6 个月,超过 95% 的患者可痊愈。没有发生进展期肝纤维化及肝硬化的患者,经抗病毒治疗后可获得彻底痊愈,肝脏功能可完全恢复正常。但是对于进展期肝纤维化及已经发展为肝硬化的患者,虽然丙型肝炎病毒的清除可部分逆转肝纤维化、减轻肝硬化程度、降低肝硬化失代偿和肝癌的发生率，但不能完全避免发生。因此，丙型肝炎病毒清除后仍需长期随访以监测肝硬化及其并发症、肝癌的发生，必要时还要针对肝纤维化和肝硬化进行治疗。

Q: 治疗丙型肝炎的常用药有哪些？

治疗丙型肝炎常用抗病毒药物。目前，首选推荐的抗病毒方案为直接抗病毒药物的联合方案，国际上已经获批的直接抗病毒药物中，大部分已经在我国获批上市。（1）可用于全部丙型肝炎病毒基因型的感染者的药物；泛基因型药物，如索磷布韦/维帕他韦、索磷布韦/维帕他韦/伏西瑞韦、格卡瑞韦/哌仑他韦等。（2）可用于特定丙型肝炎病毒基因型感染者的抗病毒药物，如来迪派韦/索磷布韦、艾尔巴韦/格拉瑞韦等。（3）对某些特定人群，如特殊基因型、合并肝硬化、既往治疗失败的感染者，也可能需要在上述药物的基础上加用利巴韦林治疗。

上述治疗药物纯口服，无须注射，不良反应小，而且多种药物均已进入国家医保药品目录，药物价格大幅下降，治愈率一般在 95% 以上。

除此之外，抗病毒治疗还可以选择含聚乙二醇干扰素 α 的方案，但此类方案不良反应相对较大，且对适用人群有特定限制，目前临床应用较少。在丙型肝炎治愈前，患者如有肝功能异常，也可适当服用一些保肝药物。

Q: 丙型肝炎抗病毒治疗的疗程是多久？

目前，临床上治疗慢性丙型肝炎首选的抗病毒方案是全口服

"直接抗病毒药物"（DAA）单药或联合用药。以前没有接受过抗病毒治疗、没有肝硬化的患者，多数仅需要服药 8 周或者 12 周。既往治疗失败、合并肝硬化、感染丙型肝炎病毒某些特殊基因型的患者，在服用直接抗病毒药物的同时还需要联合口服利巴韦林，服药疗程一般为 12 周或 24 周。

上述方案适用于绝大多数的患者，但医学治疗方案的制订往往是个体化的，医生会根据患者肝病情况、合并疾病和合并用药情况等对治疗方案做出适当的调整。

接受丙肝抗病毒治疗的患者，完成医生规定的疗程即可停药，停药 3 个月后可检查丙型肝炎病毒 RNA 定量，以明确是否获得丙型肝炎的治愈。

Q: 丙型肝炎病毒不同基因型治疗方案有区别吗?

丙型肝炎病毒的基因并不完全一样，存在着一定的差别。根据基因序列差别的大小，目前将丙型肝炎病毒基因型分为 6 个型。每个基因型又分为几个不同的亚型。这种分型对治疗意义重大，因为不同的基因型对于药物的反应差别很大，即不同的病毒基因型需要选用不同的药物才会取得良好的效果。例如，有些抗病毒药物主要针对基因 1 型或 2 型，对其他基因型可能效果会差些。但也有些药物对各种基因型都有效，我们称之为"泛基因型"药物。

经过几年的发展，目前丙型肝炎的治疗已经逐步进入泛基因型治疗时代。如果在治疗时选择泛基因型药物作为治疗方案，那么治疗前病毒基因型的检测就不那么重要了。目前我国可以使用的泛基因型药物治疗方案为索磷布韦 / 维帕他韦 400mg/100mg，1 次 / 天，也可选择可洛派韦 60mg 联合索磷布韦 400mg，1 次 / 天。如果以前未接受过直接抗病毒药物或仅接受过干扰素和利巴韦林方案治疗、没有肝硬化或者仅为代偿期肝硬化，则上述方案的疗程均为 12 周。

Q: 哪些丙型肝炎的治疗方案需要查基因型？

如果选择的直接抗病毒药物不是"泛基因型"药物，那么患者就需要在治疗前检测病毒的基因型，然后根据基因型的检测结果来选择直接抗病毒药物。例如，基因 1b 型患者可以选择艾尔巴韦 / 格拉瑞韦，来迪派韦 / 索磷布韦，依米他韦联合索磷布韦，达诺瑞韦、利托那韦联合拉维达韦等多种方案。

如果以前未接受过直接抗病毒药物或仅接受过干扰素和利巴韦林方案治疗、没有肝硬化或者是代偿期肝硬化的患者，前三种方案的疗程均为 12 周。如果是以前未接受过直接抗病毒药物或仅接受过干扰素和利巴韦林方案治疗、没有肝硬化的患者，也可选择达诺瑞韦、利托那韦联合拉维达韦治疗 12 周。

当然，即便进行了病毒基因型的检测，同样也可以不理会基因型的结果而选择泛基因型药物进行治疗。但对于基因 3 型的患者需要特别注意，该型病毒治疗难度大，容易复发，治疗时需要加用利巴韦林增强疗效。

Q: 失代偿期肝硬化患者如何选择治疗方案？

失代偿期肝硬化或曾有失代偿病史的丙型肝炎患者禁止使用

蛋白酶抑制剂类直接抗病毒药物，因为这类药物可能会加重肝脏损伤。因此蛋白酶抑制剂药物或含有蛋白酶抑制剂的复方制剂都不能在失代偿肝硬化或其他严重肝损伤患者中使用。失代偿期肝硬化患者可选择索磷布韦/维帕他韦方案，该复方制剂不含蛋白酶抑制剂。

另外，失代偿肝硬化患者属于难治性患者，治疗效果差，单用"直接抗病毒药物"可能难以达到治愈的效果，病毒转阴后容易复发。因此常常需要联合使用利巴韦林（一种老牌广谱抗病毒药物）来提高疗效，例如可以选择索磷布韦/来迪派韦联合利巴韦林治疗 12 周。利巴韦林的主要不良反应是溶血，剂量大时可导致贫血，降低剂量即可好转。如果患者因各种原因无法联合使用利巴韦林，则需要将"直接抗病毒药物"的疗程延长到 24 周。

Q: 以前治疗失败的丙型肝炎患者如何治疗？

多年以前，口服的直接抗病毒药物还没有研发出来。那时候的丙型肝炎抗病毒治疗主要以注射干扰素加口服利巴韦林作为治疗方案，有效率比目前的直接抗病毒药物低很多，疗程一般在一年甚至更长。而且干扰素还有很多的不良反应，有肝硬化的患者不能使用干扰素。因此那时候的丙型肝炎治疗难度很大，很多患者接受了干扰素治疗方案但并没有获得治愈。

对于以前使用过干扰素治疗而没有治愈的患者，在开始新的直接抗病毒药物治疗时，方案的选择与以前从未接受过任何治疗的患者类似。经过规范的直接抗病毒药物治疗，但治疗失败，病毒没有转阴的患者，如果没有肝硬化或仅为代偿期肝硬化，可选

择索磷布韦 / 维帕他韦 / 伏西瑞韦治疗 12 周。直接抗病毒药物治疗失败 2 次的患者，可以选择索磷布韦 / 维帕他韦 / 伏西瑞韦联合利巴韦林治疗 12 周。

如果是直接抗病毒药物治疗失败的失代偿期肝硬化患者，则不能使用含有蛋白酶抑制剂的治疗方案，应该再次接受索磷布韦 / 维帕他韦联合利巴韦林治疗 24 周。需要说明的是，直接抗病毒药物的治愈率并非 100%，确实有一部分（很少）的患者使用了各种方案也没能治愈。

Q: 丙型肝炎可能会有哪些并发症？

和慢性乙型肝炎一样，慢性丙型肝炎可以进展为肝硬化、肝衰竭和肝细胞癌，这是丙型肝炎最严重的并发症。和其他原因导致的肝硬化一样，丙型肝炎肝硬化患者可出现神经精神方面的异常，如行为异常、意识障碍甚至昏迷，称为肝性脑病。肝硬化患者也可出现呕血、黑便等上消化道出血的表现，严重者可发生失血性休克，这是由肝硬化引起的食管胃底静脉曲张破裂出血所致。患者还可出现腹胀、腹围明显增加，往往伴有双下肢水肿，这是肝硬化最常见的并发症——腹腔积液（腹水）。如果患者同时出现发热、腹痛等，可能是合并了自发性细菌性腹膜炎。在肝病的终末期还会并发无尿、少尿、电解质紊乱及肾功能异常，称为肝肾综合征。肝细胞癌则多在肝硬化基础上发生。

Q: 丙型肝炎有哪些肝外表现？

慢性丙型肝炎的症状和体征，有时在肝脏以外出现，被称为肝外表现。这是因为免疫系统对体内的丙型肝炎病毒发动攻击，累及机体的其他器官。

丙型肝炎患者的皮肤有时会出现紫黑色瘀斑，是血管中的血液渗出至皮下所致，通常与丙型肝炎导致的冷球蛋白血症有关。

丙型肝炎患者也容易并发甲状腺疾病，如甲状腺功能减退和甲状腺功能亢进。

慢性丙型肝炎患者还可并发多种眼部疾病，如角膜溃疡、葡萄膜炎。

如果慢性丙型肝炎患者出现白塞综合征，可出现葡萄膜炎和口及生殖器的溃疡，出现干燥综合征时则表现为口干和眼干。

慢性丙型肝炎患者还可以出现肾脏的炎症，如肾小球肾炎，表现为血尿和蛋白尿。

有研究表明，丙型肝炎病毒与学习能力下降、精力集中困难和慢性疲劳也有相关性。

一些研究表明，许多慢性丙型肝炎患者可并发糖尿病。

与没有慢性丙型肝炎的人相比，抑郁、焦虑等精神症状在慢性丙型肝炎患者中更为常见。

Q: 丙型肝炎发展成肝硬化或肝细胞癌的概率是多少？

丙型肝炎病毒感染进展多缓慢，感染后 20 年，儿童和年轻女性肝硬化发生率为 2%～4%；中年因输血感染者的肝硬化发生率为 18%～30%；单采血浆还输血细胞感染者的肝硬化发生率为 1.4%～10%；一般人群为 5%～15%。

丙型肝炎病毒相关肝细胞癌发生率在感染 30 年后为

1% ～ 3%，主要见于肝硬化和进展期肝纤维化患者，一旦发展成为肝硬化，肝细胞癌的年发生率为 2% ～ 4%。

感染丙型肝炎病毒时年龄 ≥ 40 岁、男性、嗜酒（折合纯酒精量 50 g/d 以上）、合并感染 HIV 并导致免疫功能低下都可促进疾病进展。肥胖、胰岛素抵抗、合并 HBV 感染、非酒精性脂肪肝、肝脏铁过载、合并血吸虫感染、肝毒性药物和环境污染所致的有毒物质、遗传因素等也可促进疾病进展。

上述促进丙肝进展的因素及糖尿病均可促进肝细胞癌的发生。

Q: 丙型肝炎发展为肝硬化该怎么办?

丙型肝炎病毒感染后，如不进行积极的抗病毒治疗，20 年后有 5% ～ 15% 的慢性丙型肝炎患者会进展为肝硬化。

如果发现肝硬化，首先，应尽快开始丙肝抗病毒治疗以期早期清除丙型肝炎病毒、延缓肝病的进展。其次，需要在生活方式上进行一些调整，如尽量摄入低盐、低脂的饮食，在保证大便通畅的前提下适当补充蛋白质，注意监测腹围、体重、尿量和下肢水肿的情况。

此外，还需要评估肝硬化的分期，对于肝硬化比较严重（肝硬化失代偿期）的患者，要注意监测肝硬化的相关并发症，如果出现水肿、腹腔积液、胸腔积液等，需要口服或静脉输注利尿剂、适当补充白蛋白，必要时进行腹腔穿刺。肝硬化者还需要定期进行胃镜检查以评估是否并发食管胃底静脉曲张及其严重程度，必要时需要进行内镜下治疗以预防消化道出血的发生。如果患者出现性格、行为改变及睡眠倒错等，还需要评估是否发生肝性脑病，如是，则需低蛋白饮食、保持大便通畅并使用治疗肝性脑病的药物。

病情稳定的肝硬化患者即使在丙型肝炎病毒被清除后，仍需每 3 个月到肝病科门诊就诊并完善如下检查项目：血常规、肝功能、肾功能、电解质、凝血功能、甲胎蛋白、腹部超声等。

Q: 不同情况的丙型肝炎患者怎么复查？

对于因某种原因未进行抗病毒治疗者，应该明确未治疗的原因，以及未治疗原因对于丙型肝炎进展的可能影响。根据未治疗的具体原因和疾病状态，先治疗对于总体生存影响最重要的疾病，积极治疗并发症，寻找抗病毒治疗时机。

如果目前确实不能治疗，推荐以无创诊断方式每年复查 1 次，评价肝纤维化的进展情况；已发现有肝硬化基础的患者，推荐每 6 个月复查 1 次腹部超声和血清甲胎蛋白；每年复查 1 次胃镜，观察食管胃底静脉曲张情况。

对既往抗病毒治疗失败者，应明确既往治疗方案、治疗失败的临床类型、有无肝硬化，选择无交叉靶点的抗病毒组合方案，并推荐以无创诊断方式每年复查 1 次，评价肝纤维化的进展情况；有肝硬化基础的患者，推荐每 6 个月复查 1 次腹部超声和血清甲胎蛋白；每年复查 1 次胃镜，观察食管胃底静脉曲张情况。

Q: 丙型肝炎治好了还需要复查吗？

慢性丙型肝炎患者经抗病毒治疗后清除了病毒，且停药

3～6个月后检查丙肝病毒仍为阴性，则被视为治愈。

对于没有发生肝硬化且不合并其他肝病的慢性丙型肝炎患者，只要获得治愈，即无须再继续进行肝病方面的随访，每年进行常规健康体检即可。

对于进展期肝纤维化和肝硬化患者，无论抗病毒治疗后是否获得治愈，均应该每6个月复查1次腹部超声和血清甲胎蛋白，筛查肝细胞癌的发生；每年复查1次胃镜，观察食管胃底静脉曲张情况。

对于肝硬化程度较重的患者，如曾发生过腹腔积液、肝性脑病、食管胃底静脉曲张破裂出血，建议每3个月复查1次血常规、肝功能、肾功能、电解质、凝血功能、血氨等，如有不适，需要及时到肝病专科门诊就诊。

慢性丙型肝炎的生活调养

Q: 慢性丙型肝炎患者的日常生活会受影响吗？

由于慢性丙型肝炎已经是一种可以治愈的疾病，一旦确诊该病，应尽早治疗，以期早日清除病毒。虽然多数的慢性丙型肝炎患者症状轻微，但在未清除病毒前仍需评估肝病的严重程度。如未发生肝硬化，则日常生活、工作、运动等几乎不受影响，可根据个人的运动习惯选择运动方式。但如慢性丙型肝炎已经进展到肝硬化，则需要注意：保持低盐、低脂软食，在大便通畅的前提下适当补充蛋白质，注意监测腹围、体重、尿量和外周水肿的情况，还需每 3 个月到医院就诊，完善相关检查。

肝硬化症状轻微的患者可以选择中等强度的运动，如快走、游泳等。但对于发生腹腔积液、消化道出血、肝性脑病等事件的患者则建议以休息为主，待病情稳定后再运动。

Q: 确诊慢性丙型肝炎后需要忌烟、忌酒吗？

男性平均每日摄入酒精量超过 40 g，相当于每日饮白酒 100 mL 或每日饮啤酒 1600 mL，时间超过 5 年，即被视为酗酒。女性平均每日摄入酒精量超过 20 g，相当于每日饮白酒 50 mL 或每日饮啤酒 800 mL，时间超过 5 年，即被视为酗酒。慢性丙型肝炎本身即可导致肝硬化的发生，而嗜酒可促进肝病的进展。慢性丙型肝炎和酗酒都是肝细胞癌的危险因素，如果病毒和酒精两个因素共同作用，将大大增加慢性丙型肝炎患者肝细胞癌的发生风险。尤其是 40 岁以上男性，既是酗酒高发人群，又是肝硬化、肝癌的高发人群，更应严格限制酒精摄入。因此，慢性丙型肝炎患者千万不可酗酒。此外，已有研究证实，即使每日摄入酒精量低于上述标准，仍可造成肝损伤，故建议慢性丙型肝炎患者忌酒。

"吸烟有害健康"已被广泛普及，目前也有研究证实，吸烟会增加肝细胞癌的发生风险，因此慢性丙型肝炎患者建议忌烟。

Q: 可以与慢性丙型肝炎患者拥抱或一起吃饭吗？

慢性丙型肝炎患者的传染性取决于血液中丙型肝炎病毒的含量，病毒含量高则传染性强。慢性丙型肝炎主要经血液性接触和母婴传播。拥抱、打喷嚏、咳嗽、一同进餐、饮水、共用餐具和水杯、无皮肤破损及其他无血液暴露的接触一般不传播丙型肝炎病毒，因此一起吃饭不会传染丙肝，故家人无须分餐。但家人不可共用牙具、剃须刀等个人物品。但是由于该病可经性接触传播，建议丙型肝炎病毒感染者性生活时使用安全套，其性伴侣需要定期监测丙型肝炎病毒抗体或丙型肝炎病毒。

▶▶▶ 第三章

甲型肝炎和
戊型肝炎

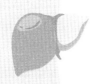

Q: 什么是甲型肝炎和戊型肝炎?

甲型肝炎（甲肝）和戊型肝炎（戊肝）是两种不同的病毒性肝炎，但这两种肝炎有很多类似的地方，如都是由嗜肝病毒感染引起的；都是通过粪－口途径进行传播，感染没有保护力的人群；都是急性发病，经过1～2个月绝大多数患者可以自动痊愈，而且痊愈后可以获得保护性抗体，保护患者不会被二次感染。近几年戊型肝炎在免疫功能低下的患者中有转为慢性感染的病例，但非常少见。

在感染甲型肝炎或戊型肝炎病毒后，少部分人会发生较重的急性肝脏损伤，常表现为乏力、厌油腻食物、恶心、腹胀、尿黄、眼黄等，有时也会有一过性发热。抽血查肝功能时可见到转氨酶明显升高，常常高出正常值几十倍、上百倍。当患者有眼黄没尿黄时，血里的胆红素也会明显升高。

其实社会上更多的人在感染甲型肝炎或戊型肝炎病毒后没有明显的临床症状，或者虽然去做检查，肝功能也仅有轻度异常甚至正常，这种情况称为"亚临床感染"或"隐性感染"。亚临床感染或隐性感染后也会产生保护性抗体。

比较起来，急性戊型肝炎比急性甲型肝炎病情会更重些，感染人群年龄更大，黄疸也会更重。老年人和孕妇感染戊型肝炎，有一定的死亡率，需要格外注意。甲型肝炎相对病情较轻，而且感染人群中年轻人居多，死亡率非常低。

Q: 为什么会得甲型肝炎和戊型肝炎?

甲型肝炎是由甲型肝炎病毒感染后导致的。戊型肝炎是由戊型肝炎病毒感染所引起。甲型肝炎病毒、戊型肝炎病毒主要通过粪－口途径进行传播。粪－口途径的传播过程大致是这样的：对甲型肝炎、戊型肝炎没有保护力的人群（医学上叫易感人群）吃了被甲型肝炎病毒或戊型肝炎病毒污染的食物、饮用了被污染的水后，病毒经过消化道进入肝脏，在肝细胞内大量繁殖引起肝脏损伤。然后再通过肝脏分泌的胆汁进入肠道，通过粪便排出体外。当粪便再次污染食物或水，就会造成新的感染。

在 20 世纪 80 年代末，上海曾有过一次甲型肝炎大流行，近30 万人因吃了被甲型肝炎病毒污染的毛蚶而患了急性甲型肝炎。三十几年前新疆的部分地区也曾有过戊型肝炎的流行，主要原因是患者的粪便污染了饮用水源。近年来，因为生活水平的提高和卫生状况的显著改善，甲型肝炎和戊型肝炎的流行性发病已经多年没有过了，但在城市和农村依然常常有一些散发病例存在。

Q: 甲型肝炎和戊型肝炎是否能预防？

甲型肝炎和戊型肝炎可以预防。

首先，要搞好环境卫生、个人卫生，饭前便后洗干净手，建议使用"七步洗手法"；买回来的食材洗干净；在外面就餐时尽量不要吃卫生条件不好的食品，加强对碗筷的消毒，尽量不食用生冷食品。

其次，主动注射相应的疫苗，把自己保护起来。甲型肝炎疫苗有减毒活疫苗和灭活疫苗两种。减毒活疫苗是指疫苗是活的病毒，但毒力已经大幅度下降（减毒），目前免费给孩子接种。这种疫苗的优点是免疫原性强，产生的抗体水平高，打一针就可以有足够的保护性；缺点是病毒是活的，注射后有时会引发一次很轻的感染，类似于得了一次很轻的甲型肝炎。甲型肝炎灭活疫苗是指疫苗里的病毒已经被全部杀死，这种疫苗的优点是安全性好，不会出现类似于感染的表现，其他不良反应也很少见，但抗原性不强，需要打 2 次才能出现足够的抗体，而且是自费的。灭活疫苗适合身体比较弱的成人和孩子接种。如果去甲型肝炎流行的国家和地区，建议提前 1 个月接种减毒活疫苗。戊型肝炎疫苗市场上少见，我国目前已经有了重组戊型肝炎疫苗。如果去戊型肝炎高流行的国家和地区，也可以咨询当地的疾病预防控制中心进行接种。

最后，被动免疫保护。如果发现近期跟甲型肝炎患者密切接触了，可以注射人免疫球蛋白进行被动免疫保护，时间越早越好。这是因为人免疫球蛋白里含有甲型肝炎抗体，所以注射后可以杀灭甲型肝炎病毒。但人免疫球蛋白里很少含戊型肝炎抗体，所以一般不用来治疗戊型肝炎。

Q: 怎么能早期发现自己得了甲型肝炎和戊型肝炎？

甲型肝炎和戊型肝炎早期症状很相似，一般表现为一过性发热、全身乏力、恶心、呕吐、厌油腻、饭量明显下降、腹胀、皮肤黄染、眼巩膜（眼球壁最外层白色的纤维膜为巩膜）变黄，以及尿色明显加深变黄。一旦有上述表现，尤其是皮肤变黄、巩膜变黄、尿色明显加深，建议尽快到医院肝病门诊、传染科门诊或者急诊科就诊。

到医院后的检查分为 3 个部分：第一，医生会初步了解一下患者的症状、是否符合急性肝炎；第二，抽血查肝功能，如果是甲型肝炎或者戊型肝炎，可发现转氨酶、胆红素明显升高，提示肝脏出现了明显损伤；第三，病毒检查，检查患者的血液里是否有病毒感染的指标，主要有甲型肝炎的抗体（IgM）、戊型肝炎的抗体（IgM、IgG）。对于戊型肝炎，如果查抗体仍然不能确诊，还可以查戊型肝炎病毒的核酸，即 HEV RNA（戊型肝炎病毒 RNA）。对于甲型肝炎和戊型肝炎的诊断，上面所述的肝功能化验和病毒检查都是必需的，缺少任何一项都不能确诊。通过上述 3 部分检查，基本可以确诊患者是否得了甲型肝炎或戊型肝炎，有的患者可能同时感染甲型肝炎和戊型肝炎。

Q: 甲型肝炎和戊型肝炎有什么症状?

甲型肝炎和戊型肝炎早期症状可能有一过性发热（但也可能没有发热），发热多是低热（37 ~ 38℃），可持续 1 天或数天，多可自行退热。随后可能会出现全身没劲、恶心、呕吐、厌油、饭量明显下降和腹胀等消化不良的症状。患者病情越重，乏力的感觉越明显，甚至不愿意走路、说话，并出现皮肤黄染、眼巩膜变黄、尿色明显加深（常常如浓茶样），即使多喝水尿依然发黄。有些患者还会出现右上腹部的不适或者胀痛（肝脏就位于人体的右上腹部，肋骨的后方），提示肝脏可能有急性炎症性肿大。

如症状持续加重（体力越来越差、食欲越来越差、皮肤越来越黄），一定要及时到医院就诊。

Q: 甲型肝炎和戊型肝炎会变成肝硬化或肝癌吗?

甲型肝炎和戊型肝炎都是急性病毒性肝炎,但均为自限性感染,即感染后到了一定时间,病毒会自动清除,肝脏的损伤逐渐修复,疾病痊愈,并且获得保护性抗体,终身免疫。所以绝大多数患者预后良好,完全恢复,不留后遗症。因为基本不会转成慢性,所以没有变成肝硬化或肝癌的可能。尤其是甲型肝炎,如果及时就医,及时护肝治疗,绝大多数患者都能痊愈。上海的那次甲型肝炎大流行,30 万人发病,只有 28 人死亡,且都是老弱患者。

对于急性戊型肝炎,在老年患者和孕妇感染者中有一定的比例会发展为重症,甚至可能会导致死亡,需要特别警惕。近年来发现,在免疫功能低下的患者中,戊型肝炎病毒可能持续存在超过半年,达到慢性肝炎的诊断标准。但目前还没有慢性戊型肝炎导致肝硬化或肝癌的报道。

Q: 甲型肝炎和戊型肝炎什么情况下需要治疗?

得了甲型肝炎和戊型肝炎需不需要治疗,主要看患者感染后病情的严重程度。

如果症状很轻微,没有黄疸表现,肝功能化验正常或仅有轻度异常,凝血功能正常,这时候要以休息、加强营养为主,可以不用任何药物治疗。根据国外关于甲型肝炎和戊型肝炎的临床诊疗指南,对于轻型的急性甲型肝炎和戊型肝炎都不需要特殊药物治疗,适当休息、静待其自然恢复即可。

如果患者症状比较严重,如重度的乏力、恶心、食欲减退、厌油、皮肤黄染，凝血功能恶化，肝脏损伤非常严重，患者一定要尽快住院，给予适当的保肝药物和改善症状的药物进行治疗。我国有非常多种类的保肝药物，对于降低转氨酶、降低黄疸、改善症状、缩短病程、促进肝脏修复有较好的作用，可以适当选用。

甲型肝炎病毒和戊型肝炎病毒的感染都是自限性的，感染到了一定的时间，病毒自己就消失了，所以一般不需要抗病毒治疗。除非极个别患者情况特殊，感染了戊型肝炎且有转为慢性的可能性，需要给予抗病毒治疗。

对于感觉不舒服、有肝损伤但肝损伤的化验结果并不严重的患者，建议卧床休息、加强营养、适当口服保肝药物，密切随诊监测肝功能变化。而对于老年人、孕妇、有基础肝病的患者或有其他严重疾病的患者等，如果确认感染了甲型肝炎或戊型肝炎，建议尽快住院积极治疗。

Q: 甲型肝炎和戊型肝炎患者需要服用抗病毒药物吗？

甲型肝炎和戊型肝炎主要的治疗：一方面要多卧床休息，饮食要清淡，摄入高维生素、高热量、富含优质蛋白的食物；另一方面是对症护肝治疗。最常用的药物是甘草酸制剂，如复方甘草酸苷、异甘草酸镁、甘草酸单铵半胱氨酸等；保护肝脏细胞膜的药物如多烯磷脂酰胆碱；另外还有还原型谷胱甘肽、水飞蓟宾等其他护肝药物。

甲型肝炎目前尚无专门的抗病毒药物，而戊型肝炎目前仅对重症患者或有慢性感染倾向、慢性感染的患者有相对应的抗病毒药物，建议加用利巴韦林或干扰素治疗，但一定要在有经验的肝病医师指导下进行。

Q: 甲型肝炎和戊型肝炎患者需要隔离吗?

如果家里有人感染了甲型肝炎病毒或戊型肝炎病毒,应当进行隔离,患者最好住院治疗。在患者离开后家属应对家里的炊具,如碗、盘、筷子、勺子、饭锅等进行高温消毒。患者用过的水杯、牙具等也要消毒。因为病毒是经大便排出,所以卫生间是消毒的重点,便池、马桶、水龙头等可用含氯消毒液(如 84 消毒液),按 1 : 2000 的比例喷洒或冲洗。饭前便后一定要洗手,尽量不食用生冷食品。吃饭一定要用公筷,尽量分餐。

如果患者没有住院,在家休养,患者的餐具及其他生活用具应当单独使用,专门消毒,不要和家人一起就餐。患者用过卫生间后应及时消毒。等患者病情恢复,化验肝功能已恢复正常,甲型肝炎抗体 IgM 或戊型肝炎抗体 IgM 已转为阴性,医生判断无传染性后,方可与家人一起吃饭。

另外,建议大家注射甲型肝炎疫苗或人免疫球蛋白进行保护。如果能得到戊型肝炎疫苗,也建议注射。接种疫苗属于主动免疫保护,大约 1 个月后开始出现抗体,建议越早接种越好。

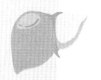

▶▶▶ 第四章

酒精性肝病

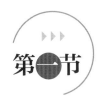

第一节

快速了解酒精性肝病

Q: 什么是酒精性肝病?

随着人们生活水平的提高，我国饮酒人数呈上升趋势，部分嗜酒者或饮酒过量者会出现酒精（乙醇）相关的健康问题，其中酒精性肝病是酒精所致的脏器损害中最常见的。

酒精性肝病是由饮酒导致的肝脏损伤，初期通常表现为脂肪肝，进而可发展成酒精性肝炎、肝纤维化、肝硬化，甚至肝癌，严重时可出现肝功能衰竭。以下 3 点是值得注意的。

（1）不是饮酒都会导致肝脏损伤。一般来说，肝脏损伤会受到饮酒时长、饮酒量、饮酒种类、性别等多种因素的影响。不同人对酒精的代谢能力存在较大的差异，导致带来的肝损伤结果也会存在差异。

（2）肝脏损伤程度需要前往医院通过抽血化验、腹部超声等检查进行评估判断。

（3）酒精性肝病可以和其他病因引起的肝病同时存在，因此，对于饮酒伴肝脏损伤的患者，一定要完成对病毒性肝炎、药物性肝损伤等其他导致肝脏损伤病因的排查。

Q: 酒精性肝病有什么症状?

酒精性肝病的患者可无症状或出现一些非特异性的临床症状,不同的疾病阶段出现的临床症状也会有较大差异。根据不同的疾病阶段简单介绍如下。

(1)酒精性脂肪肝:是疾病较早期阶段,多数患者无症状,也可出现腹胀、肝区不适、易困倦、乏力等。

(2)酒精性肝炎:因为短期内会出现明显的肝损伤,患者可出现乏力、食欲下降、眼黄、尿黄、皮肤发黄,还可出现发热(在没有感染的情况下),当然也可能没有明显的临床症状。

(3)酒精性肝硬化:是疾病的中晚期阶段,患者可出现体重下降、乏力、牙龈出血、鼻出血、眼黄、尿黄、皮肤发黄,甚至腹腔积液、消化道出血等。

Q: 为什么会得酒精性肝病?

饮酒所导致的肝脏损伤,即为酒精性肝病。酒精性肝病的发生是酒中所含有的酒精(即乙醇)所导致的肝细胞损伤。在饮酒后酒精被人体迅速吸收,在乙醇脱氢酶的作用下由乙醇变成乙醛,然后乙醛在乙醛脱氢酶的作用下变成乙酸,最后代谢成水和二氧化碳排出体外。这一系列代谢过程都是在肝脏内进行的,整个代谢过程及其代谢产物(主要是乙醛)会引起肝脏脂质和蛋白质代谢紊乱,产生肝脏损伤。

根据肝脏损伤的严重程度可表现为脂肪肝、肝炎、肝纤维化、肝硬化、肝癌,甚至肝功能衰竭。具体机制如下。

(1)酒精在体内代谢时通过多种机制促进脂肪酸和甘油三酯

合成，减少脂肪分解代谢，导致脂肪在肝细胞内堆积，从而引起酒精性脂肪肝，并引起肝细胞变性坏死。

（2）酒精在代谢过程中会产生一种叫乙醛的物质，它对肝细胞有毒性作用，可以通过多种机制导致肝细胞发生炎症。

（3）酒精在代谢过程中还会产生大量的乳酸，在酒精性脂肪肝和酒精性肝炎的基础上，乳酸长期增多可促进胶原合成和纤维化，导致酒精性肝硬化的发生。

Q: 喝多少酒会导致酒精性肝病？

酒精所造成的肝脏损伤具有阈值效应，即达到一定饮酒量或饮酒年限，肝脏损伤的风险就会显著增加。因此，酒精性肝病的发生与饮酒量、饮酒年限密切相关。短期内大量饮酒可以迅速导致酒精性肝病的发生。长期大量饮酒，或者饮酒量虽不太大，但十分频繁，甚至每天都要饮酒，饮酒长达数年以上，也会引起酒精性肝病。因为每个人对酒精的代谢速度和耐受程度不同，所以饮酒后发生酒精性肝病的情况（包括严重程度）的差别很大。国内外肝病专业学术团体制定了一个标准，用于一般酒精性肝病的诊断。

如果存在以下两种饮酒情况之一，并且发现肝脏损伤，基本可以确诊酒精性肝病。

（1）有长期饮酒史，一般超过 5 年，折合乙醇量男性每天超过 40 g，女性每天超过 20 g。

（2）2 周内有大量饮酒史，折合乙醇量每天超过 80 g。

这里需要注意以下两点：①乙醇量不是饮酒的度数，而是需要经过计算得出，乙醇量（g）＝饮酒量（mL）× 酒精度数（%）× 0.8；②酒精性肝病的发生还会受到饮酒品种、饮酒方式、遗传易感性等多种因素影响。因此，饮酒量与肝脏损伤的量效关系是存在很大个体差异的。

Q: 怎么尽早发现自己得了酒精性肝病？

酒精性肝病的诊断需同时具备两点：①一定的饮酒量；②肝损伤的证据，包括临床症状和各种相关检查。因此可以围绕这两方面去早期发现自己是否得了酒精性肝病。

（1）饮酒量：偶然的社交性饮酒包括家庭聚会饮酒一般不会造成持续的肝脏损伤，即便是一次大量饮酒造成了短暂肝脏损伤，也会在几日后自行恢复。但如果是长期饮酒，无论每次饮酒量有多少，都有可能导致酒精性肝病的发生。"每天少量饮酒对健康无害甚至还可以活血化瘀，强身健体"的说法，是没有科学依据的。

（2）肝损伤的临床症状：乏力、肝区不适或有胀痛感、食欲减退等，严重者可有腹胀、下肢水肿、消瘦等表现。

（3）肝损伤相关检查：肝功能化验、血常规、腹部 B 超、肝脏弹性测定等可以提示肝脏的脂肪变、炎症损伤和纤维化、肝硬化情况。

Q: 为了监测酒精性肝病并发症需要做哪些检查？

酒精性肝病患者需围绕肝脏损伤严重程度、肝硬化并发症等方面进行相关检查，主要包括以下内容。

（1）肝功能：抽血化验转氨酶、转肽酶、总胆红素、白蛋白等指标，在酒精性肝炎阶段会出现转氨酶、转肽酶升高；当出现总胆红素升高、白蛋白下降时，往往提示肝脏损伤程度较重或已进展至酒精性肝硬化。

（2）全血细胞分析：抽血化验白细胞、红细胞及血小板等指标。饮酒者会因为叶酸、B族维生素吸收障碍出现大细胞性贫血；酒精性肝硬化患者会出现白细胞及血小板降低。

（3）凝血指标、血氨：在酒精性肝硬化或肝衰竭阶段，患者会出现凝血指标异常、血氨升高，提示肝脏的合成功能和解毒功能下降。

（4）甲胎蛋白：饮酒人群尤其是酒精性肝硬化患者，要定期检查甲胎蛋白，时刻警惕肝癌的发生。

（5）腹部影像学检查：包括腹部超声、肝脏弹性测定、腹部CT及腹部磁共振成像（MRI）。通过这些检查，可以评估肝脏病变程度，筛查肝硬化、肝癌。

Q: 单纯戒酒可以代替其他治疗吗?

酒精性肝病包括酒精性脂肪肝、肝炎、肝纤维化、肝硬化等不同阶段。在疾病早期，单纯戒酒就可以阻止肝脏损伤进展。研究表明，戒酒4～6周后脂肪肝可停止进展，最终可恢复正常。彻底戒酒可使轻中度的酒精性肝炎逐渐减轻，而且酒精性肝炎及肝硬化患者的存活率明显提高。但在疾病较严重阶段必须积极治疗。

目前有多种方法用于评价酒精性肝病的严重程度及患者近期存活率，主要评价指标包括总胆红素、白蛋白、凝血时间、肾功能、腹腔积液等。疾病越严重，病死率越高，越需要积极治疗。以下情况更需要积极诊治。

（1）无法明确诊断的肝功能异常者。

（2）轻中度肝损伤经治疗效果不佳的患者。

（3）酒精性肝病诊断明确，病情进展至肝纤维化、肝硬化阶段者。

（4）血清转氨酶、总胆红素水平明显增高，并伴有全身症状者。

（5）重症酒精性肝炎患者。

Q: 酒精性肝病如果不积极治疗会危及生命吗?

酒精性肝病是一个非常笼统的疾病总称，包括酒精性脂肪肝、肝炎、肝纤维化、肝硬化等不同阶段。这些阶段是与患者生存时间非常相关的指标。

在酒精性脂肪肝阶段，通过戒酒就可以阻止肝脏损伤进展，戒酒4～6周后脂肪肝可停止进展，坚持戒酒就有可能恢复正常。

在酒精性肝炎阶段严格戒酒可使轻中度的酒精性肝炎逐渐减轻，而重度的酒精性肝炎还需要积极保肝治疗，部分患者治疗效果不好，短期内就会危及生命。

在酒精性肝硬化阶段，戒酒很难逆转疾病进展，治疗效果往往并不理想，早期酒精性肝硬化患者5年肝脏相关病死率可达13%，中晚期酒精性肝硬化患者肝脏相关病死率可达43%。

Q: 酒精性肝病可以用什么药治疗?

对酒精性肝病进行治疗，戒酒是最基本的措施，营养支持也非常重要。因此，患者需要在戒酒的基础上进行高蛋白、低脂饮食，并注意补充维生素 B、维生素 C、维生素 K 及叶酸。是否需要药物治疗、用哪些药物治疗需根据患者的病情，采取个体化治疗方案。若化验结果提示肝脏存在炎症、纤维化，需接受药物治疗。酒精性肝硬化患者需积极防治相关并发症，肝功能衰竭患者可考虑肝脏移植。事实上，并没有专门针对酒精性肝病的特效药物，目前只是根据疾病阶段使用保肝、抗炎等药物，具体介绍如下。

（1）保肝药物：与其他病因引起的肝脏损伤患者选用的保肝药物并无明显差异。临床上常用的保肝药物包括甘草酸制剂、多烯磷脂酰胆碱、水飞蓟宾、谷胱甘肽等，主要作用是促进肝脏修复。但不宜同时应用多种保肝药物，以免加重肝脏负担及药物相互作用而引起不良反应。

（2）糖皮质激素：对酒精性肝炎、肝功能衰竭患者，可考虑短期内使用糖皮质激素。但治疗效果与疾病严重程度密切相关，治疗过程中应警惕感染、消化道出血等不良事件的发生。

（3）美他多辛：可加速将酒精从血清中清除，有助于改善酒精中毒症状、酒精依赖及行为异常，从而提高生存率。

（4）其他：如己酮可可碱、N- 乙酰半胱氨酸（NAC）等，其临床治疗的有效性尚缺乏足够多的研究证据。当患者出现肝硬化并发症（如腹腔积液、消化道出血、肝性脑病等）时，需针对这些并发症进行治疗。

Q: 酒精性肝病患者日常生活中需要注意什么?

（1）酒精性肝病患者要严格戒酒、尽早戒酒，有肥胖或其他肝脏基础疾病的患者更应避免饮酒。

（2）酒精性肝病患者尽量避免服用解热镇痛类药物，包括退热药、止痛药。对于长期饮酒人群，无论是否合并肝硬化或营养不良，治疗剂量的对乙酰氨基酚即可产生肝损伤。

（3）建议酒精性肝病患者平时以均衡饮食为主，多吃含有维生素 A、维生素 B、维生素 K 的蔬菜和水果，以及含有优质蛋白的食物。

（4）酒精性肝病患者应合理安排休息，保证充足睡眠。

另外，在酒精性脂肪肝阶段，患者应减少高热量食物摄入，控制体重。在酒精性肝硬化阶段，患者应加强营养，适量活动，保持大便通畅，避免感染。

Q: 如何筛查、管理和干预酒精性肝病?

酒精性肝病是可以预防的。酒精性肝病带来的健康危害和经济负担不容小觑，因此重在预防，大家应对嗜酒和酗酒行为的危害有更深的认识，注重筛查高危患者，劝其及早戒酒，对疾病早期诊断、早期治疗。筛查、管理和干预酒精性肝病的方法包括以下几个方面。

（1）酒精使用障碍筛查量表（AUDIT）："酒精使用障碍"是一个从国外翻译过来的专业术语，特指那些对饮酒产生依赖，难以自控，不顾后果，一心只想饮酒的情况。戒酒后常常出现躯体和精神的戒断症状，有些甚至还很严重。酒精使用障碍筛查量表

（表 4-1）是筛查危险饮酒和酒精依赖的金标准，也是从国外翻译过来的，目前广泛地应用于嗜酒与酗酒的评估，可用于筛查严重危害性饮酒者、酒精依赖者或饮酒有伤害者。这些人群应进行肝功能检测和腹部超声检查。

（2）精神疾病患者的筛选：在酗酒者中，精神疾病（包括焦虑症、情感障碍、精神分裂症等）、尼古丁成瘾的发病率较高，需对其进行筛查。

（3）戒酒：戒酒对于酒精性肝病患者至关重要。持续酒精摄入与酒精相关性疾病进展有关。因此，对于这些患者最有效的建议是完全戒酒。持续少量饮酒对肝脏、对全身健康同样是有害的。

（4）心理干预治疗：酒精使用障碍时，应常规使用简短的动机干预。简短干预至少应该有 5 个组件，将其定义为 5As 模式，即询问饮酒情况、建议戒酒或减少饮酒量、意愿评估、协助戒酒或减少饮酒量、安排随访。

表 4-1 酒精使用障碍筛查量表（AUDIT）

问题	评分				
	0	1	2	3	4
1. 你多久饮酒一次？	从不	1 次/月	2～4次/月	2～3次/周	＞4次/周
2. 你通常每次饮酒的杯数？	1 或 2 杯	3 或 4 杯	5 或 6 杯	7～9杯	＞10 杯
3. 你曾一次饮酒超过 5 杯的频次是多少？	从不	＜1 次/月	1 次/月	几乎1次/周	几乎1次/天
4. 在过去的一年里，你出现一旦开始饮酒就无法停止的频率是多少？	从不	＜1 次/月	1 次/月	几乎1次/周	几乎1次/天

问题	评分				
	0	1	2	3	4
5. 在过去的一年里，你因饮酒而导致未能完成通常能完成的事情的频率是多少？	从不	＜1次/月	1次/月	几乎1次/周	几乎1次/天
6. 在过去的一年里，你出现因前日大量饮酒而导致次日晨起后必须饮1杯酒才行的频率是多少？	从不	＜1次/月	1次/月	几乎1次/周	几乎1次/天
7. 在过去的一年里，你在饮酒后感到内疚或懊悔的频率是多少？	从不	＜1次/月	1次/月	几乎1次/周	几乎1次/天
8. 在过去的一年里，你出现因昨晚饮酒而导致次日记不起昨晚所发生事情的频率是多少？	从不	＜1次/月	1次/月	几乎1次/周	几乎1次/天
9. 是否有过因你饮酒而导致自己或他人受伤的情况出现？	没有	—	有，但不在过去一年	—	有，在过去一年
10. 是否曾有亲属、朋友、医生或与健康相关的工作人员对你饮酒表示担忧，或建议你戒酒？	没有	—	有，但不在过去一年	—	有，在过去一年

　　注：①所饮酒中含有酒精10 g即为1杯。

　　②总评分≥8分为阳性，前3个问题高分（≥3分）提示严重危害性饮酒；问题4、问题5、问题6高分（≥3分）表示酒精依赖；最后4题高分（≥3分）说明饮酒有伤害。

　　③"—"表示无。

Q: 戒酒对酒精性肝病患者有多重要?

　　无论病情严重程度如何，戒酒是所有酒精性肝病患者治疗和早期管理的基础。戒酒后酒精性肝病各个阶段的临床结局都可以得到改善，尤其在重症酒精性肝炎患者中，戒酒是患者长期预后的主要决定因素。

研究显示，戒酒 4～6 周后酒精性脂肪肝可停止进展，并有可能恢复正常。彻底戒酒可使轻中度的酒精性肝炎临床症状、肝功能损伤程度乃至病理学改变逐渐减轻，并提高酒精性肝炎、肝硬化患者的存活率。但对临床上出现肝功能衰竭表现（凝血酶原时间明显延长、腹腔积液、肝性脑病等）或有明显炎症或纤维化的患者，戒酒未必可阻断其病程发展。虽然戒酒后其肝癌的发生风险每年降低 6%～7%，但需戒酒 23 年后，肝癌发生风险才能降至与从不饮酒者相当。因此，戒酒是治疗酒精性肝病的关键，强调早期、彻底戒酒。

酒精性肝病的所有药物治疗方案疗效均有限，都无法取代以戒酒为主的非药物管理措施。戒酒是治疗酒精性肝病的最重要和首要的措施，在戒酒过程中应注意防治戒断综合征。在戒酒的基础上，患者应以高蛋白、低脂饮食为主，并补充多种维生素，加强营养支持。

Q: 戒酒困难如何解决？

完全戒酒是酒精性肝病最主要和最基本的治疗措施。但对于多数饮酒者，由于个人、社会、工作等因素，戒酒都不是件容易的事情。如何能成功戒酒？一方面，要让饮酒者自己认识到饮酒的危害，依靠自己的意志力实现戒酒；另一方面，呼吁饮酒者家属提供来自家庭的精神支持，多给予饮酒者鼓励和安慰，这可以提高饮酒者戒酒的执行力。也可以通过进行其他娱乐活动、发展新的兴趣爱好来转移饮酒者的注意力，帮助戒酒。研究表明，简单的动机干预较无干预能够更有效地抑制饮酒者再饮酒。

主动戒酒比较困难者可口服巴氯芬，其能有效地抑制再次饮酒。酒精依赖者在戒酒过程中要及时预防和治疗酒精戒断综合征。酒精戒断综合征是一种严重的内科疾病，表现为酒精依赖患者在突然戒酒或减少饮酒量后出现心慌、手抖、恶心、呕吐、易怒等症状，严重者出现震颤、谵妄、意识不清、癫痫发作、高热、大汗，感染，甚至可危及生命。当出现酒精戒断综合征时需要及时就诊，临床上常用安定类药物进行镇静治疗。

第一节

酒精性肝病的并发症

Q: 酒精性肝病通常会有哪些并发症?

酒精性脂肪肝和酒精性肝炎阶段,一般无特殊并发症。当疾病进展到酒精性肝硬化阶段,会出现一些并发症。对于酒精性肝硬化患者需积极防治并发症。酒精性肝硬化可分为代偿期和失代偿期,一般在代偿期病情相对稳定,可无明显临床症状,无相关并发症。而在失代偿期,可能会出现以下并发症。

(1)腹腔积液:是最常见,也是最容易出现的并发症,表现为腹胀、体重增加、腿脚肿、尿量减少。需进行腹腔积液超声检查确诊。

(2)静脉曲张:常见的是食管胃底静脉曲张,严重时会因为食管胃底静脉曲张破裂导致消化道出血,表现为大便发黑,甚至呕吐鲜血。

(3)肝性脑病:肝功能下降,肝脏解毒能力减弱,毒素进入大脑所致,表现为反应迟钝、易怒、入睡困难或嗜睡,严重时会出现昏迷不醒。化验检查一般可发现血氨升高。

(4)肝肾综合征:由肝功能下降导致产生大量腹腔积液,出现急性肾功能下降,化验检查可发现血肌酐水平快速上升。

（5）肝肺综合征：出现低氧症状，需要长期吸氧改善。

（6）感染：细菌感染和脓毒症是酒精性肝硬化的主要并发症，也是重要的致死因素。营养不良与感染密切相关，对酒精性肝硬化患者应进行营养情况的筛查和纠正。

（7）肝癌：饮酒者，尤其是酒精性肝硬化患者的肝癌患病率明显增加。

Q: 酒精性肝病如果不积极治疗会有什么后果？

酒精性肝病是由饮酒导致的肝脏损伤，初期通常表现为脂肪肝，如果不积极治疗，可进而发展成酒精性肝炎、肝纤维化、肝硬化，甚至肝癌，严重酗酒时可出现肝功能衰竭。

据研究表明，在所有重度饮酒患者中，90%～95%的患者会出现肝脂肪变性，10%～35%的患者会发展为酒精性肝炎，8%～20%的患者最终会进展至酒精性肝硬化。

酒精性肝硬化患者往往预后较差，其1年和5年病亡率分别是30%和60%，其肝癌的5年发生率为7%～16%、10年发生率为29%。

虽然个体对酒精的敏感性不同，会导致疾病严重程度存在差异，但饮酒会增加肝硬化、肝癌的风险是毋庸置疑的，尤其合并其他肝脏疾病（如乙型肝炎、丙型肝炎）的患者饮酒后肝硬化、肝癌风险显著增加。

因此，饮酒人群一定要注意筛查肝硬化和肝癌。

Q: 哪些饮酒者容易发生肝硬化或肝癌?

饮酒是否会导致酒精性肝病或发展为严重肝病,其影响因素较多,包括饮酒量、饮酒年限、酒精饮料品种、饮酒方式、性别、种族、肥胖、肝炎病毒感染、遗传因素、营养状况等。一般而言,摄入的酒精饮料含纯酒精度(饮酒的度数)越高,每次摄入的酒精饮料量越大,饮酒的时间越长越频繁,对肝脏的危害越大。其中高度数的白酒造成的损伤最严重。具体情况如下。

(1)酒精所造成的肝脏损伤具有阈值效应,即达到一定饮酒量或饮酒年限,就会大大增加肝脏损伤风险。

(2)酒精饮料品种较多,不同酒精饮料对肝脏所造成的损伤也有差别。饮酒方式也是酒精性肝损伤的影响因素,空腹饮酒比伴有进餐的饮酒方式更易造成肝损伤;相比偶尔饮酒和酗酒,每日饮酒更易引起严重的酒精性肝损伤。

(3)与男性相比,女性对酒精的肝毒性更加敏感,表现为更小剂量和更短的饮酒期限就可引起更严重的肝损伤,也更易出现肝硬化。饮用同等量的酒精饮料,男女血液中的酒精水平会有明显差异。

(4)种族、遗传、个体差异也是酒精性肝病的重要影响因素。中国人的酒精性肝病易感基因分布不同于西方国家人群,西方人分解酒精的能力更强一些,饮酒人群也就更多一些,这可能是中国嗜酒人群数量和酒精性肝病的发病率低于西方国家的原因之一。此外,酒精性肝病并非发生于所有的饮酒者,提示酒精性肝病的易感性存在个体差异,与遗传基因有关。

(5)富含多不饱和脂肪酸的饮食可促使酒精性肝病的进展,

而饱和脂肪酸对肝脏有保护作用。肥胖增加酒精性肝病进展的风险。

（6）肝炎病毒感染者饮酒，肝硬化和肝癌的发生风险明显增加。

Q: 酒精性肝病进展到肝硬化要如何处理？

酒精性肝硬化可分为无症状的代偿期，以及以黄疸、腹腔积液、食管胃底静脉曲张破裂出血、感染、肝肾综合征、肝性脑病和恶病质为表现的失代偿期。临床并发症的出现对整体预后有显著影响，但影响病死率最主要的因素还是酒精的持续摄入。相比其他病因引起的肝硬化，酒精性肝硬化患者的门静脉高压症及血液循环紊乱的表现尤为明显，即便是中等量的饮酒也会引起门静脉高压的恶化，并导致肝硬化向失代偿期方向进展。因此，即使进展到了酒精性肝硬化阶段，戒酒也是最首要、最重要的处理措施。

其他处理措施包括规律的门诊随访复查，及时住院以便针对肝硬化的并发症（如腹腔积液、肝性脑病等）进行治疗。

Q: 饮酒还会导致哪些系统损伤？

过量饮酒除可导致肝脏损害，还可以导致神经、消化、心血管等其他系统损害。因此，对酒精性肝病患者进行酒精相关损伤的全面评估是十分必要的。在治疗酒精性肝病的同时，还需要针对其他系统损害进行干预。下面简单介绍常见的系统损伤。

（1）神经系统：记忆力下降、幻觉、阿尔茨海默病、癫痫、外周神经损伤（四肢感觉下降、手抖、舌震颤）等。

（2）消化系统：胃炎、胆囊炎、胰腺炎、胃癌、胰腺癌以及咽癌、喉癌等。

（3）心血管系统：酒精性心肌病（表现为心脏扩大，可出现心律失常）、高血压等。

（4）泌尿系统：尿蛋白阳性、IgA 肾病、肾癌等。

（5）肌肉：肌肉萎缩等。

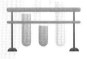

▶▶▶ 第五章

药物性肝损伤

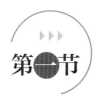

第一节

快速了解药物性肝损伤

Q: 什么是药物性肝损伤?

顾名思义,由各类处方或非处方的药物及其代谢产物乃至辅料、佐剂等所诱发的肝损伤,统称为药物诱导性肝损伤,或简称为药物性肝损伤。

药物的狭义概念是指各种处方或非处方的化学药物、生物制剂、传统中药和天然药物;广义的概念包括各种保健品和膳食补充剂。药物的不良反应可以导致全身很多脏器、组织的损伤,而药物性肝损伤是最常见和最严重的药物不良反应之一,也是常见、多发的肝脏疾病之一,重者可导致急性肝衰竭甚至死亡。药物性肝损伤涉及的药物种类繁多,发生机制复杂,人群易感性差异大,临床类型多样。药物的使用与普通百姓关系密切,因此必须关注药物性肝损伤。

Q: 药物性肝损伤有哪些类型?

根据不同的分类方法,药物性肝损伤分为不同的类型。

(1)根据发病机制,药物性肝损伤可分为固有型和特异质型。固有型药物性肝损伤个体差异不显著,临床上可预测,所应用的药物剂量越高越容易导致肝损伤，如应用对乙酰氨基酚所致的肝损伤就属于这一类型。按医嘱或说明书剂量使用时大多数人很安全，如果超剂量使用就很容易出现肝脏损伤。特异质型药物性肝损伤临床上较常见，往往取决于个体敏感性，与药物剂量关系不大，难以预测。

（2）根据受损靶细胞的类型，药物性肝损伤可分为肝细胞损伤型、胆汁淤积型、混合型和肝血管损伤型。肝细胞损伤型、胆汁淤积型、混合型的诊断主要根据初次发病和初次就诊时的血清丙氨酸氨基转移酶、碱性磷酸酶、谷氨酰转肽酶升高的水平进行判定。肝血管损伤型非常少见，主要包括肝窦阻塞综合征、巴德－吉亚利综合征（布加综合征）、特发性门静脉高压、结节性再生性增生、紫癜性肾炎等。

（3）根据病程长短，可分为急性药物性肝损伤和慢性药物性肝损伤。大部分药物性肝损伤急性发作，停用肝损伤药物或经过治疗后可迅速痊愈。如果持续肝损伤迁延不愈超过半年以上，称为慢性药物性肝损伤。慢性药物性肝损伤容易发展为肝硬化和肝癌，尤其值得关注，需积极治疗。

Q: 为什么会得药物性肝损伤？

药物性肝损伤往往是多种发病机制先后或同时作用的结果。肝脏是人体中各类物质包括药物聚集、转化、代谢（也就是常说的解毒）的重要器官，肝脏常常能通过多种机制适应低水平的肝毒性。然而，当药物代谢过程中毒性产物的产生超过肝脏的代谢能力时就会引起肝损伤。

某些药物及其代谢产物具有直接肝毒性，药物剂量越高越容易导致肝损伤，这种肝损伤在临床上可预测，个体差异不显著，如应用对乙酰氨基酚所致的肝损伤。但更多的药物则是通过与宿主体质、遗传和免疫相关的各类特异质型机制引起肝损伤。例如，很多药物是通过肝脏中的酶进行分解和代谢的，而这些代谢酶的活性高低与遗传基因相关，因人而异，同样剂量的药物，有些人用了没有问题，有些人就出现了肝脏损伤。因此，不同个体对药物的耐受性及敏感性会有很大差异。另外，对有些个体而言，某些药物在代谢过程中会产生有毒或致癌的物质，进一步造成肝损伤；或原本不具抗原性的药物，在肝内转化后形成具有抗原性的代谢产物，再引起自身免疫性的肝损伤。如绝大部分人在应用抗生素时，不会出现肝损伤，但是个别人有可能会出现非常严重的肝损伤。所以在用药时，每个人的表现可能不同，要注意监测肝功能。

Q: 哪些人容易得药物性肝损伤?

以下几类人容易得药物性肝损伤。

（1）高龄患者：老年人脏器功能退化，对药物的代谢功能减退，并且因合并的基础疾病较多，可能同时服用多种药物，因此，更容易发生药物性肝损伤。

（2）儿童：儿童的脏器功能发育不完善，解毒能力不够强，各种生物及免疫屏障的发育尚未成熟，容易发生药物性肝损伤，尤其是在应用抗生素、阿司匹林及中枢神经系统药物时。

（3）妊娠期女性：妊娠期药物性肝损伤常见，常见可疑药物有甲基多巴、肼屈嗪、丙硫氧嘧啶及抗反转录病毒药物等。丙硫氧嘧啶可致孕妇急性重型肝炎（又叫暴发性肝炎），病死率高，美国食品药品监督管理局（FDA）已给予黑框警示。

（4）女性：可能与女性应用中药、保健品、膳食补充剂的比例高于男性有关。另外，女性的自身免疫性疾病发生率高于男性，而药物性肝损伤的发病机制很多属于自身免疫类型，所以女性较多。

（5）合并慢性肝病者：如患有慢性乙型肝炎、慢性丙型肝炎、酒精性肝病、自身免疫性肝病、肝硬化，相对容易发生药物性肝损伤，并且出现肝衰竭甚至死亡的风险更高。因为上述慢性肝病会使肝脏的药物代谢能力和解毒功能进一步下降，使肝脏对药物毒性的敏感性增加。

（6）合并其他基础疾病者：肥胖、糖尿病、代谢综合征等慢性疾病在中国发病率高，基数人群十分庞大，当这些慢性疾病患者因为伴发其他疾病应用药物治疗时，发生药物性肝损伤的概率增加。肿瘤及心脏疾病用药也是发生药物性肝损伤的可能危险因素。严重营养不良患者发生药物性肝损伤的风险也会增加。

Q: 哪些药物容易导致药物性肝损伤？

全球有 1200 余种上市药物具有潜在肝毒性，主要有以下几大类。

（1）抗生素：氨苄西林、头孢菌素类、红霉素、林可霉素、磺胺类等。

（2）抗真菌药物：两性霉素、酮康唑等。

（3）抗结核药：异烟肼、利福平、吡嗪酰胺等。

（4）非甾体抗炎药：布洛芬、吲哚美辛等。

（5）解热镇痛药：对乙酰氨基酚。

（6）抗肿瘤药物：卡培他滨、氟尿嘧啶、甲氨蝶呤、紫杉醇、顺铂、阿霉素等。

（7）抗癫痫药物：卡马西平、苯妥英钠、丙戊酸等。

（8）抗心律失常药物：胺碘酮。

（9）降脂药：非诺贝特、他汀类药物。

（10）降糖药：格列齐特、阿卡波糖、罗格列酮、吡格列酮、格列吡嗪等。

（11）抗甲状腺药物：硫氧嘧啶、甲巯咪唑。

（12）免疫抑制剂：环孢素 A、6- 巯嘌呤等。

（13）类固醇激素：雌激素类药物、口服避孕药。

（14）中草药：何首乌、雷公藤、补骨脂、番泻叶、土三七、苍术、黄药子等。

值得注意的是，某一种药物在正常剂量时不会引起肝损伤，但两种或两种以上药物合用时，常可引起肝损伤。老年人由于基础疾病多、合并用药多，更容易出现这种情况。

Q: 中药会导致药物性肝损伤吗?

中草药在我国有非常悠久的应用历史，其中有不少为中华民族的瑰宝，为我国人民防病治病提供了非常好的保障。但由于各种原因，中草药导致的肝损伤在很多时候往往易被忽视。因为很多人认为中药很安全，不会让人有不良反应，可以放心服用。事实上，临床经常遇到一些患者服用中药后出现肝损伤的案例。

目前国内报道较多的导致药物性肝损伤的中药可以分为两大类：中草药制剂及中草药复方制剂。

常见的中草药制剂有雷公藤、土三七、苍耳子、千里光、番泻叶、苦参、山豆根、野百合、虎杖、何首乌、黄药子、马钱子、鸦胆子、罂粟壳、土茯苓等。含有上述中药成分的中成药、汤药也有导致肝损伤的可能性，应用时要听从医嘱。中药引起的肝脏损伤同样也有明显的个体差异，但多数情况下应该是安全的。无论如何，建议大家在用药过程中关注自己的肝功能，防止出现了药物性肝损伤而不自知，延误治疗。

Q: 保健品会导致药物性肝损伤吗？

近年来，随着人民生活水平的提高，人民群众的健康意识也大大增强，越来越多的人开始注重保养，再加上各种琳琅满目的保健品的大力宣传，很多人迷上了吃保健品，甚至有人同时吃好几种保健品。

有一项研究显示，欧美国家由服用保健品及膳食补充剂导致的肝损伤逐年增加。另一项研究分析了中国 308 家医院的 25 000 多名药物性肝损伤患者的病史，结果显示保健品已然是导致中国人药物性肝损伤的重要原因之一，每 4 例药物性肝损伤患者中，就有 1 例是由服用保健品导致的。而且，由保健品导致肝损伤的人群中，女性多于男性，这与女性消费保健品往往多于男性有关。

所以，无论是国产还是进口保健品有时并不"保健"，甚至有可能使肝脏受到损伤。

❓ 外用药会导致药物性肝损伤吗?

因外用药导致药物性肝损伤的发生率低，肝损伤程度较轻，所以外用药导致的药物性肝损伤很容易被忽视。

实际上，外用药物通过皮肤、黏膜吸收后主要通过肝脏代谢，也有可能导致药物性肝损伤。曾有一位住院患者在住院初期，肝功能恢复顺利，但之后住院期间再次出现不明原因转氨酶升高，进行各种病毒学、自身抗体等检查均未能明确病因，经过仔细询问患者用药史，发现患者在住院期间自行应用了某种外用药膏，停用该外用药后患者肝功能逐渐好转。

因此，不管是口服、静脉用药还是外用药物，都可能导致药物性肝损伤。尤其对于既往发生过药物性肝损伤的患者，在使用外用药时也应该警惕再次发生肝损伤的可能，用药期间应定期复查肝功能。

第二节

药物性肝损伤的检查、诊断

Q: 怎么尽早发现自己得了药物性肝损伤?

药物性肝损伤有时临床表现不明显或症状容易被基础疾病掩盖，常常被忽视或者误诊。有的患者没有自觉症状，但在查体中发现转氨酶几百甚至上千，经过住院排查，发现转氨酶的升高与最近合并用药有关。

因此，如果近期有新加的药物，如抗结核药物、他汀类药物、抗甲状腺药物、中草药等，应该在加用药物后定期复查肝功能。建议在加药 2～4 周后复查肝功能，之后每个月复查。通过定期检查，可以及早发现肝功能异常。

另外，如果在服药期间出现乏力和消化道症状，如恶心、厌油腻食物、上腹不适，甚至发现皮肤、巩膜发黄，则需要尽早到医院进行肝功能的检查。

Q: 药物性肝损伤有什么症状?

急性和慢性药物性肝损伤的临床表现可有不同。

急性药物性肝损伤患者可无明显症状，仅在做肝功能检查时发现转氨酶、转肽酶或者胆红素升高；也可表现为乏力、恶心、食欲下降、厌油腻食物、上腹不适、倦怠，甚至发现皮肤、巩膜发黄等，这主要是肝细胞损伤和肝内胆管胆汁淤积引起的；部分患者可伴有全身症状，如发热、皮疹、瘙痒、关节痛、嗜酸性粒细胞增多等；严重者可以出现皮肤瘀点、瘀斑及意识障碍等肝功能衰竭表现。

慢性药物性肝损伤的表现是慢性肝炎、肝纤维化、代偿期和失代偿期肝硬化等疾病的相关症状，轻者表现为转氨酶反复升高，严重者后期可有腹腔积液、上消化道出血、血氨升高、肝大、脾大等。

Q: 得了药物性肝损伤需要做哪些检查？

药物性肝损伤相关的检查包括以下几方面。

（1）肝损伤严重程度的评估：包括血常规、肝生化指标、凝血分析。如只出现转氨酶轻度升高、无胆红素升高、无凝血功能改变及血小板下降，则提示肝损伤程度较轻，通过停用可疑药物及口服保肝药物，大多可顺利恢复；如转氨酶明显升高，甚至达到上千的水平，或者出现胆红素进行性上升，则提示肝损伤严重，需要住院静脉输注保肝药物及严密监测病情变化；如胆红素快速上升，并伴有血小板下降、白蛋白明显降低、凝血功能明显异常，则有进展为肝功能衰竭的可能。

（2）肝脏影像学检查：包括腹部 B 超、腹部增强 CT、腹部增强磁共振成像（MRI）等。影像学检查主要是为了明确有无合并肝纤维化或者肝硬化的基础，有无发生特殊类型的肝损伤（如肝窦阻塞综合征），以及除外肝内外胆管梗阻导致的胆红素升高。

（3）其他导致肝损伤病因的排查（即鉴别诊断）：包括甲型

肝炎抗体、乙型肝炎表面抗原、丙型肝炎抗体、戊型肝炎抗体、自身抗体、铜蓝蛋白、铁蛋白的检查，做这些检查是为了排除其他病因（如病毒性肝炎、自身免疫性肝炎等）导致的肝损伤。

（4）肝活体组织检查（肝活检）：对于通过化验及影像学检查仍不能完全明确诊断的患者，如伴有自身免疫现象的药物性肝损伤与自身免疫性肝炎通常很难鉴别，这时就需要行肝活体组织检查。一些特殊类型的肝损伤，如胆管消失综合征、结节性再生性增生、肝紫癜病、特发性门静脉高压等需要通过肝活检进行诊断。极少部分患者停用可疑药物后，肝脏生化指标仍持续上升或出现肝功能恶化的其他迹象，也需要做肝活检。

Ｑ: 药物性肝损伤的诊断标准是什么？

由于缺乏诊断性的血清学标志物，目前药物性肝损伤的诊断仍属于排他性诊断，即需要依据用药史、发病过程与服药时间的相关性、停用可疑药物后肝功能恢复的速度、肝功能检查、肝脏影像学检查，甚至是肝活检、基因检测等结果，并排除导致肝损伤的其他可能原因，然后做出综合诊断。

因此，患者应该向医生提供详细的用药信息，包括药物剂量、用药途径、持续时间及同时使用的其他药物。此外，正在服用的保健品、中药等，也应该及时向医生汇报。

国际上有几种评估药物性肝损伤的标准，主要适用于急性药物性肝损伤。常用的是 Roussel Uclaf 因果关系评估法，即应用RUCAM 量表对药物与肝损伤的因果关系进行综合评估。该量表评分内容包括发病与用药时间的相关性、病程（停用可疑药物后肝功能指标的恢复速度）、危险因素（年龄、饮酒、妊娠）、伴随用药、排除其他病因（病毒性肝炎、胆管梗阻、酒精性肝炎、自身免疫性肝炎、EB 病毒或巨细胞病毒感染等）、既往是否有该药引起药物性肝损伤的文献报道及再次使用可疑药物后是否再次出现肝损伤等 7 个方面。评分大于 8 分提示高度可能或确定诊断为药物性肝损伤，6～8 分提示很可能是药物性肝损伤，3～5 分为可能是药物性肝损伤，1～2 分药物性肝损伤可能性小，0 分可排除药物性肝损伤。

Q: 疑似药物性肝损伤为什么要做那么多检查？

药物性肝损伤的临床表现复杂，几乎涵盖目前已知的所有急性、亚急性、慢性肝损伤表现。鉴别并排除其他病因导致的肝损伤对确立药物性肝损伤诊断有重要意义。例如，对于应用化疗药物或免疫抑制药物且合并乙型肝炎病毒感染的患者，若出现肝功能异常或肝损伤加重，应该查乙型肝炎病毒 DNA（HBV DNA）定量来协助鉴别是乙型肝炎病毒再激活导致的肝损伤还是化疗或免疫抑制药物所致的肝损伤。但很多情况下是很难区分的，我们看到的肝损伤很可能就是两种甚至多种病因共同导致的。

因此，对于疑诊药物性肝损伤的患者，需要通过细致地了解病史、症状、体征和病程特点，以及进行病毒学检查、生化指标检查、自身抗体检查、影像学乃至病理组织学检查等，与各型病毒性肝炎（如甲型肝炎、乙型肝炎、丙型肝炎、戊型肝炎）、非酒精性脂肪性肝炎、酒精性肝病、自身免疫性肝炎、原发性胆汁性胆管炎、肝豆状核变性、血色病、胆管梗阻等各类肝胆疾病相鉴别。

第三节

药物性肝损伤的治疗

Q: 得了药物性肝损伤如何治疗？

药物性肝损伤重在预防，不可滥用药物，避免不必要的服药；严格掌握药物适应证，严格按照药品说明书的剂量使用；尽量不要同时使用多种药物，减少药物相互之间的不良影响；服药前尽可能了解将服用药物与肝损伤的可能关系；避免服药时饮酒。

得了药物性肝损伤，应该请肝病科医生进行评估，遵从医嘱积极治疗。药物性肝损伤的治疗要因人而异，根据肝损伤的严重程度来决定。及时停用可疑伤肝药物是最为重要的治疗措施。

少部分患者肝损伤程度很轻，无自觉症状，仅仅在定期复查时发现转氨酶轻度升高。①如果转氨酶只有正常值上限的 2～3 倍且不伴有胆红素升高，需要立即停用可疑的伤肝药物，适当休息，可以不用任何保肝药物，动态监测转氨酶变化，大多数轻症患者肝功能可自行恢复正常；如停药后转氨酶仍呈上升趋势，且症状有所加重，则需要加用保肝治疗。②如果患者转氨酶升高为正常值上限的 2～5 倍且伴有明显的症状，可口服保肝药物治疗。③如果转氨酶升高超过正常值上限的 5 倍，甚至出现胆红素高于正常值上限的 2 倍的情况，则建议住院治疗，应用静脉保肝药物。

部分肝损伤较重的急性药物性肝损伤如果治疗不及时，很可能会导致重度黄疸或黄疸迁延不退、凝血功能障碍等肝功能衰竭表现，甚至危及生命，需要肝脏移植。部分慢性药物性肝损伤如果未积极治疗并控制疾病进展，有进展为肝纤维化、肝硬化的风险。

Q: 得了药物性肝损伤可以用什么药治疗？

药物性肝损伤治疗的常用药物包括解毒药物和保肝药物两大类。

（1）解毒药物：N- 乙酰半胱氨酸（NAC）是 2004 年唯一被美国食品药品监督管理局（FDA）批准用来治疗对乙酰氨基酚引起的药物性肝损伤的解毒药物。治疗应尽早，10 小时内给药可获得最大保护效果。《2021 年亚太肝病学会共识指南：药物性肝损伤》推荐使用考来烯胺加速消除来氟米特诱导的药物性肝损伤。左旋肉碱是丙戊酸诱导的肝毒性和高血氨症的解毒剂。

（2）保肝药物：肝脏炎症较轻者可试用水飞蓟类、多烯磷脂酰胆碱；中 / 重度肝细胞损伤型和混合型的药物性肝损伤患者可试用双环醇和甘草酸制剂；胆汁淤积明显、胆红素明显升高的患者可应用熊去氧胆酸和 / 或腺苷蛋氨酸。部分药物性肝损伤患者可出现免疫球蛋白升高伴自身抗体阳性，称为伴随自身免疫现象的药物性肝损伤，对这类患者，可应用糖皮质激素治疗。需要注意的是，糖皮质激素有较多的不良反应，例如升高血压和血糖、容易诱发感染等。因此其应用需严格掌握适应证，在充分权衡治疗获益和可能的风险后，在有经验的医生指导下应用。需要注意的是，保肝药物并非越多越好，通常根据病情选用1～2种即可，尽量不要超过3种。

Q: 药物性肝损伤患者什么情况下可以停药？

临床上很多患者关心的一个问题是保肝药物需要应用多久，什么时候能停药。事实上，目前尚未有诊疗指南明确规定保肝药物应用的疗程。保肝药物的具体应用疗程要因人而异，根据肝损伤的严重程度及患者对治疗的反应情况来决定。

如果肝损伤程度较轻，在停用可疑伤肝药物后转氨酶、胆红素迅速下降并降至正常，则保肝药物应用的时间相对较短。如肝损伤程度较重，并且在停用可疑伤肝药物后转氨酶、胆红素下降较慢，甚至仍呈进行性上升趋势，则保肝药物需要应用的时间相对较长。

临床上，保肝药物的应用疗程在数周到数个月，甚至1年以上不等。

值得注意的是，病理上肝细胞的完全修复落后于生化检查中转氨酶、胆红素的恢复。也就是说，在肝功能刚刚完全恢复正常时，肝细胞可能并没有完全修复，还有些炎症损伤和坏死存在。并且双环醇、甘草酸类保肝药物在骤然停药后容易出现转氨酶反跳。因此，为避免病情反复，药物性肝损伤患者恢复期的保肝药物减量应循序渐进，在严密监测肝功能恢复的情况下逐渐减量至停药。而对于慢性药物性肝损伤患者，保肝药物需要长期应用，至转氨酶、胆红素完全正常后再尝试缓慢减量。建议停用全部保肝药物后 2～4 周再次复查肝功能以观察有无反跳出现。

Q: 药物性肝损伤能治好吗?

一般来说，急性药物性肝损伤如能及时诊断、及时停用可疑伤肝药物，预后多数良好。经过适当治疗后，大多数患者于 1～3 个月内肝功能逐渐恢复正常。少数发生肝功能衰竭的患者预后不佳，病死率较高，需要行人工肝支持甚至肝移植治疗。

慢性药物性肝损伤患者，常常对治疗反应差，肝功能不能在 6 个月内恢复正常。反复的转氨酶、转肽酶或者胆红素升高，提示肝脏慢性炎症活动，最终会导致肝纤维化、肝硬化的发生。慢性肝内胆汁淤积会导致胆汁淤积性肝硬化。部分发生肝硬化的患者可出现腹腔积液、食管胃底静脉曲张破裂出血、肝性脑病等并发症。

一些特殊类型的药物性肝损伤预后不佳，如肝窦阻塞综合征患者会出现较重的黄疸、腹腔积液、肝区痛，可进展为非肝硬化性门静脉高压，晚期患者只有在接受肝移植后才能延长生存时间。其病因主要是食用含有吡咯双烷生物碱的植物或食物，我国主要见于土三七中毒，其他还与口服避孕药、造血干细胞移植等有关。

Q: 以前引起过药物性肝损伤的药物还可以再用吗?

关于这个问题，先给大家举 2 个临床上遇见的病例。

病例 1：老年男性，因患肝癌口服靶向药物联合免疫治疗出现肝损伤，保肝治疗后好转，但出院后患者自己弄错药片，误服靶向药，再次出现转氨酶升高。经过再次保肝治疗，彻底停用该靶向药后，患者肝功能维持正常，未再出现肝损伤。

病例 2：中年女性，因结肠癌化疗，在第 4 疗程化疗后出现转氨酶轻度升高，保肝治疗后继续第 5 疗程，第 5 疗程化疗后出现转氨酶、胆红素明显升高伴凝血功能异常，提示有肝功能衰竭倾向，经保肝治疗后肝功能好转，但转氨酶未降至完全正常。

以上 2 个病例清晰地向大家展示了对于引起过药物性肝损伤的药物，如果再次应用，会再次导致药物性肝损伤，并且肝损伤的严重程度会增加，甚至有发生肝功能衰竭的危险。因此，应该尽可能避免再次应用可引起药物性肝损伤的药物。

实际上，不仅是以前引起过肝损伤的药物会再次诱发药物性肝损伤，对于有过药物性肝损伤病史的患者，应用其他药物后发生药物性肝损伤的危险性也高于其他患者。尤其是在某一次药物性肝损伤发作后的 6 个月内，应尽量避免合并用药。必须应用原方案治疗时，可以咨询专科医生，是否可以换用其他药物或者将可能损伤肝脏的药物减量使用，甚至可以预防性或早期使用保肝药物。

Q: 药物性肝损伤会变成肝硬化或肝癌吗？

药物性肝损伤按照病程可以分为急性药物性肝损伤和慢性药物性肝损伤。大部分药物性肝损伤是急性发作，经过治疗后可以痊愈，肝功能维持正常，不会进展为肝硬化或者肝癌。但一部分慢性药物性肝损伤的患者，由于肝损伤持续不能恢复，或者仍在持续应用导致肝损伤的药物，导致转氨酶反复升高，提示肝细胞的炎症损伤未能得到完全缓解。反复的肝细胞炎症坏死会诱发肝纤维化形成，促使其进展。因此，慢性药物性肝损伤可能导致肝硬化，甚至进展为失代偿期肝硬化，出现腹腔积液、肝性脑病、上消化道出血等并发症。

肝硬化患者是肝癌的高危人群，因此，药物性肝损伤一旦进展为肝硬化，发生肝癌的风险也大大增加。例如，临床上可以观察到一些曾经的肿瘤（如淋巴瘤）患者，经过长时间抗肿瘤治疗，肿瘤情况控制稳定，但数年后发现肝硬化，经肝穿刺活检证实肝硬化的病因为药物性肝损伤。因此，慢性药物性肝损伤患者应该定期复查肝功能、血常规、甲胎蛋白、腹部 B 超、肝脏弹性测定，以监测肝纤维化、肝硬化、肝癌的进展。

Q: 药物性肝损伤进展到肝硬化要如何处理？

药物性肝损伤如果进展为肝硬化，重中之重是要停用导致肝硬化的可疑药物。在此基础上，遵循一般肝硬化的治疗和监测原则。

（1）一般治疗：注意休息，避免劳累及受凉，避免进食坚硬、刺激性食物，以高热量、高蛋白、高维生素、易消化的食物为宜，严禁饮酒，适量摄入脂肪（避免摄入过多动物脂肪）；注意根据病情变化及时调整饮食。

（2）药物治疗：根据转氨酶、胆红素的水平继续应用保肝药物，争取把转氨酶、胆红素控制在正常范围内；可酌情辅以抗肝纤维化药物。

（3）监测肝硬化进展：定期复查血常规、生化、凝血分析、血氨、甲胎蛋白、腹部 B 超，必要时行胃镜检查。如出现腹腔积液、肝性脑病、食管胃底静脉曲张破裂出血等并发症，提示已经进展为失代偿期肝硬化，要针对出现并发症的情况采取相应的治疗。终末期肝硬化或肝功能衰竭患者，可考虑行肝移植。同时，肝硬化患者为肝癌的高危人群，故应定期复查甲胎蛋白、腹部 B 超，必要时做增强 CT 或磁共振成像（MRI），以早期发现肝癌。

Q: 药物性肝损伤除了肝脏还有哪些器官容易受损？

大部分药物性肝损伤患者仅有肝功能受损的表现，不伴有其他器官的损伤。部分患者可伴有全身症状，如发热、皮疹、瘙痒、关节痛、嗜酸性粒细胞增多等。

有一种特殊类型的药物性肝损伤，被称为药物超敏反应综合征（DIHS），又称为伴嗜酸性粒细胞增多和系统症状的药疹（DRESS），主要表现为发热、皮疹（全身斑丘疹）及内脏受累三联征的急性严重性药物不良反应，可伴有白细胞升高、嗜酸性粒细胞升高、淋巴结增大等，需要尽早应用激素治疗。

引起 DRESS 的常见药物有抗癫痫药（苯巴比妥、卡马西平、拉莫三嗪）、抗生素（米诺环素、β–内酰胺类、磺胺类、阿巴卡韦、奈韦拉平）、别嘌醇、氨苯砜、柳氮磺吡啶。近年来也有布洛芬、万古霉素等引起 DRESS 的报道。

Q: 药物性肝损伤会传染或遗传吗？

很多人把肝损伤或者黄疸与传染性联系在一起，认为只要有转氨酶升高等肝脏炎症表现或皮肤、巩膜黄染，就有传染性。这种理解是错误的。事实上，只有急性或者慢性病毒性肝炎才有传染性。药物性肝损伤是由药物或毒物造成的肝脏损害，在发病过程中没有病原体，因此，如果发病后排查乙型肝炎表面抗原以及甲型肝炎、丙型肝炎、戊型肝炎抗体均为阴性，说明是没有传染性的。

　　药物性肝损伤不是遗传病。但遗传学因素确实是药物性肝损伤的危险因素，这在医学上被称为"基因多态性"。主要是指药物代谢酶、药物转运蛋白和人类白细胞抗原系统等的基因多态性与药物性肝损伤相关。不同种族的患者对药物性肝损伤的易感性可能存在差异。也就是说，每个人对哪种药物比较敏感、更容易发生药物性肝损伤与自身基因有很大关系。例如，布洛芬是感冒发热的常见用药，大部分人在服用后不会出现肝损伤，但有很少一部分人，在服用后会出现肝损伤，甚至会出现药物超敏反应综合征和肝功能衰竭。这就是由基因多态性决定的，基因多态性使这部分人对此类药物敏感，容易出现药物性肝损伤，而这种遗传倾向是不可预测的。这就意味着我们无法得知什么样的人使用某种药物会出现药物性肝损伤。

▶ ▶ ▶ 第六章

自身免疫性
肝病

第一节

快速了解自身免疫性肝病

Q: 什么是自身免疫性肝病?

免疫系统具有免疫防御、免疫监视、免疫自稳三大基本功能。免疫防御是指免疫系统可识别和清除外来的病原体（包括细菌、真菌、病毒等）及其他有害物质；免疫监视是指免疫系统通过识别和清除体内畸变和突变的细胞进而预防肿瘤发生；免疫自稳是指免疫系统通过复杂的免疫调节功能，清除损伤、衰老和死亡的细胞，以实现免疫功能稳定发挥。正常情况下，免疫系统可以识别"自己"和"非己"，是不会对自身的正常细胞和组织产生免疫反应的。但是，有时候免疫系统会出现异常（免疫功能紊乱），错把"自己"（自身的正常组织细胞）当成"非己"（外来的病原体或异常细胞）进行攻击，使自身的组织器官受到损伤，从而导致自身免疫性疾病的发生。类风湿性关节炎、系统性红斑狼疮、白癜风、银屑病等都属于此类疾病。

自身免疫性肝病属于自身免疫性疾病，是一组特殊类型的肝病。它也是由免疫系统功能紊乱，使得免疫系统（包括免疫细胞、免疫因子、自身抗体等）攻击自身的肝细胞或胆管细胞，导致肝细胞或胆管细胞的免疫损伤，从而引起肝脏的慢性炎症性病变。

通俗地讲，自身免疫性肝病就是功能异常的免疫系统错把"自己"当成"非己"进行攻击，从而使肝脏受到免疫损伤的一类肝病。

Q: 自身免疫性肝病有哪些类型？

自身免疫性肝病属于自身免疫性疾病的范畴，是一组慢性自身免疫性肝病的统称。主要包括三种疾病：自身免疫性肝炎（autoimmune hepatitis，AIH）、原发性胆汁性胆管炎（primary biliary cholangitis，PBC）以及原发性硬化性胆管炎（primary sclerosing cholangitis，PSC）。

自身免疫性肝病主要依据免疫系统攻击肝脏组织的部位和特点而进行分类，如果免疫系统攻击的主要是肝细胞，则导致的是自身免疫性肝炎；如果免疫系统攻击的是肝内的小胆管，则导致的是原发性胆汁性胆管炎；如果免疫系统攻击的是肝内较大的胆管和肝外的大胆管，则导致的是原发性硬化性胆管炎。

如果其中两种类型的疾病同时发生，则称为重叠综合征（overlap syndrome，OS），如自身免疫性肝炎与原发性胆汁性胆管炎的重叠，或者自身免疫性肝炎与原发性硬化性胆管炎的重叠。

Q: 什么是原发性胆汁性胆管炎？

原发性胆汁性胆管炎（PBC）是自身免疫性肝病最常见的一种类型，它以前的名字叫作原发性胆汁性肝硬化，英文缩写比较巧合，也是 PBC（primary biliary cirrhosis）。很多年前，人们对这种疾病的认识不足，诊断方法有限，不能早期诊断这种疾病，导致患者被诊断为 PBC 时，几乎都到了疾病的晚期即肝硬化期，所以给这种疾病取名为"原发性胆汁性肝硬化"。后来随着对这种疾病的认识逐渐深入，诊断水平不断提高，也有了新的敏感的诊断方法，大批的早期 PBC 病例被诊断出来并给予了及时的治疗。这些患者并没有发展到疾病的晚期，即肝硬化阶段，因此称呼它们为"原发性胆汁性肝硬化"显然很不合适，也给患者增加了沉重的精神负担。所以，几年前国际上统一将本病的名称改为了"原发性胆汁性胆管炎"，这个新名字精确地描述了本病的本质，也避免了患者朋友对本病的误解。

PBC 的发病机制是功能紊乱的免疫系统攻击了肝内的细小胆管（直径＜ 100μm），导致细小胆管的进行性、非化脓性、破坏性损伤。久而久之，肝内胆管被破坏得越来越少，进而导致肝内胆汁排泄不畅，形成慢性胆汁淤积性肝病。淤积的胆汁造成了肝细胞的破坏和肝组织的纤维化，并逐渐形成肝硬化。

本病好发于中老年女性。早期可无任何症状，也可表现为乏力和皮肤瘙痒、眼干、口干等症状。如果不治疗，疾病会缓慢进展，最终可发展成肝硬化、肝衰竭甚至死亡，也可以发生肝癌。

本病的化验特点是肝功能化验中碱性磷酸酶（alkaline phosphatase，ALP）和 / 或 γ - 谷氨酰转肽酶（gamma-glutamyl transpeptidase，GGT 或 γ-GT）升高。ALP 和 GGT 是反映肝内外胆管损伤的主要指标，俗称为胆管酶。因为本病主要破坏的是肝内细小胆管，所以 ALP 和 GGT 会有非常明显的升高。而反映肝细胞损伤的两个转氨酶——丙氨酸氨基转移酶（ALT）和天门冬氨酸氨基转移酶（AST）可能正常，也可以有轻度的升高，提示肝细胞也受到了波及。血清免疫球蛋白 M（immunoglobulin M，IgM）可以升高，自身抗体中抗核抗体（antinuclear antibody，ANA）、抗线粒体抗体（anti-mitochondrial antibody，AMA）常常表现为阳性，尤其是抗线粒体抗体 M2 亚型（AMA-M2）阳性最具特异性和诊断价值。

熊去氧胆酸（ursodeoxycholic acids，UDCA）是治疗原发性胆汁性胆管炎的首选药物，也是最有效的药物，可以阻断疾病的进展，但不能治愈本病，因此患者往往需要长期甚至终身服药。

Q: 什么是自身免疫性肝炎？

自身免疫性肝炎（AIH）是自身免疫性肝病的另一种常见类型，功能紊乱的免疫系统攻击的是肝内的肝细胞，导致肝细胞变性、坏死，进而形成肝脏慢性炎症性病变。伴随着肝细胞的坏死，逐渐出现肝组织的纤维化并发展为肝硬化和肝衰竭。

AIH 好发于中年女性，发病年龄要比 PBC 年轻一些。大部分患者起病隐匿，无明显症状。少部分患者起病急，类似于急性肝炎，其中部分为慢性自身免疫性肝炎的急性加重，甚至快速发展为肝功能衰竭。约 1/3 患者初诊时就已经发现有肝硬化。

本病的化验特点是肝功能检查以反映肝细胞损伤的两个转氨酶升高为主，一个是丙氨酸氨基转移酶（ALT），以前叫谷丙转氨酶（GPT）；另一个是天门冬氨酸氨基转移酶（AST），以前叫谷草转氨酶（GOT）。本病的其他特点是免疫球蛋白 G（IgG）升高，血清中也可以出现自身抗体阳性。常见的自身抗体包括抗核抗体、抗平滑肌抗体、抗肝肾微粒体抗体等。肝脏组织病理典型的表现是中重度界面性肝炎，肝组织中有较多的淋巴细胞和浆细胞浸润，肝细胞有明显的炎症坏死。

自身免疫性肝炎很难治愈，在确诊后应及时给予治疗，以阻断疾病的进展，否则有可能迅速进展为肝硬化或终末期肝病。

AIH 的标准治疗方案是泼尼松（龙）联合硫唑嘌呤治疗或者泼尼松（龙）单药治疗。停药后易复发是自身免疫性肝炎的特点，因此有时候需要长期维持治疗以防止复发。

🅠 什么是原发性硬化性胆管炎？

原发性硬化性胆管炎（PSC）是自身免疫性肝病的一种少见类型，发病率较低，多发于男性；是功能紊乱的免疫系统攻击肝内的大胆管（直径＞100 μm 的间隔胆管、区域胆管、节段胆管）及肝外的大胆管（左右肝管、胆总管）而引起的胆管系统免疫损伤。胆管受到损伤后会出现胆管壁的纤维化并导致胆管的狭窄和堵塞。而在狭窄和堵塞的胆管上游就会出现胆汁淤积而导致胆管的节段性扩张，出现胆管的狭窄和扩张同时存在的情况，称为"串珠"样改变。因为胆管的多处狭窄，导致胆汁排泄不畅，最终形成慢性胆汁淤积性肝病。其临床结局也是肝硬化，并可能发生肝癌。

PSC 的化验特点是反映胆管损伤的两个酶，即碱性磷酸酶（ALP）和 γ - 谷氨酰转肽酶（GGT）明显升高。而反映肝细胞损伤的两个酶 ALT 和 AST 可能会正常或轻度升高。PSC 的诊断主要靠影像学检查,即通过肝脏的磁共振成像(MRI)、CT 或肝胆系统的 B 超检查来进行确诊。其中最具诊断价值的检查是核磁共振胰胆管成像(MRCP),也是首选的无创性影像学检查方法。在 MRCP 上,可以清晰地看到肝内外的大胆管出现广泛的狭窄伴扩张,整个胆管系统(称为"胆管树",因为胆管系统从大到小的很多分支很像一棵树)一段段地变细,僵硬,曲曲弯弯,像干枯的树枝一样("枯树枝"样改变);或者大胆管的狭窄和扩张同时存在,呈"串珠"样改变。这些都是 PSC 的典型表现。患者还常合并炎症性肠病(IBD)、溃疡性结肠炎等其他自身免疫性疾病,且胆管癌和结直肠癌患病风险显著增加。

目前,PSC 尚无有效治疗的药物,口服熊去氧胆酸可使部分患者的肝功能有改善,但大部分疗效不佳。肝移植是唯一有效的治疗方法。

Ⓠ 为什么会得自身免疫性肝病?

自身免疫性肝病属于自身免疫性疾病,发病原因还不是很清楚,可能与遗传因素有很大的关系,还可能与细菌感染、病毒感染、一些药物、化学毒物、饮酒等后天的环境因素有关。也就是说,自身免疫性肝病是由易感的个体(先天的遗传因素)在诱发因素(后天的环境因素)刺激下,机体的免疫系统出现紊乱,不能正确识别"自己"和"非己",开始攻击自身肝脏的正常组织,从而导致肝脏的免疫损伤,进而引起肝脏的慢性炎症性病变。其中遗传因素在自身免疫性肝病的发病中起到了比较重要的作用,自身免疫性肝病或其他自身免疫性疾病的患者,其家族成员更易患自身免疫性肝病。但目前还不知道是哪些遗传基因的变化导致了自身免疫性肝病的发生。

原发性硬化性胆管炎（PSC）除了遗传因素和环境因素的影响外，目前认为肠黏膜屏障功能障碍、肠道菌群失调等可能也参与了 PSC 的发病。

Q: 哪些人容易得自身免疫性肝病？

（1）有家族史的人群：自身免疫性肝病大多有家族聚集性，因此，有自身免疫性肝病家族史的患者患病风险高。例如，原发性胆汁性胆管炎（PBC）患者家庭成员发病风险增加，尤其是一级女性亲属（最常见的是姐妹和母女）。PBC 患者一级亲属有 13.1% 的概率会出现抗线粒体抗体（AMA）阳性，其中姐妹同时阳性的概率高达 20.7%。

（2）性别：自身免疫性肝炎好发于女性，男女患病比例约为 1∶5；PBC 也好发于女性；而原发性硬化性胆管炎（PSC）则好发于男性，男女患病比例约为 3∶1。

（3）年龄：自身免疫性肝炎好发年龄峰值为 55 岁，在 20 岁左右也有小的高峰；PBC 好发于中老年人，平均年龄在 60 岁左右；而 PSC 则好发于年轻患者，两个高峰年龄分别为 15 岁和 35 岁左右。

（4）持续或反复被病毒、细菌等感染的人群。

（5）酗酒、长期服药的人群。

（6）患有自身免疫性疾病者，如桥本甲状腺炎、炎症性肠病、溃疡性结肠炎、类风湿性关节炎、干燥综合征、银屑病和系统性红斑狼疮等。

Q: 自身免疫性肝病会传染或遗传吗？

自身免疫性肝病本质是自身的免疫系统攻击了自身的肝脏所导致的慢性肝病，并不是外来的病原体（病毒、细菌等）感染引起的。因此，与病毒性肝炎（如甲型肝炎、乙型肝炎、丙型肝炎、丁型肝炎、戊型肝炎）不同，自身免疫性肝病不是传染病，所以不会传染。

自身免疫性肝病发病可能与遗传因素有关，患者常有自身免疫性肝病的家族史。这就如同糖尿病、高血压一样，患者的家庭成员属于易感高发人群。但是患病风险增加并不意味着肯定会得这种疾病，因为是否会患病还取决于可导致发病的周围环境因素以及一些目前尚不明确的原因。这与那些明确的基因遗传病（如血友病、地中海贫血）是不同的。遗传病一般都会遗传的。自身免疫性肝病不属于真正意义上的遗传病，只是有家族史的人患病风险会增加。

Q: 得了自身免疫性肝病需要做哪些检查？

得了自身免疫性肝病的患者，需要专科就诊进行全面检查。

（1）全血细胞分析：免疫活动时可出现白细胞、血小板甚至血红蛋白的下降，尤其是血小板的下降与肝病的严重程度密切相关，肝病越重，血小板就越低。

（2）肝生化指标和凝血检查：自身免疫性肝炎以转氨酶（ALT、AST）升高为主，而原发性胆汁性胆管炎和原发性硬化性胆管炎以胆管酶（ALP、GGT）升高为主。在肝损伤加重时可以出现人血白蛋白的逐渐下降，提示肝脏对白蛋白的合成不足。另外，随着疾病的进展，胆红素会逐渐升高，提示肝细胞损伤的加重或者胆汁淤积的加重。到了肝硬化阶段，因为肝脏合成凝血因子不足，会出现凝血功能障碍，表现为纤维蛋白原的减少，凝血酶原时间的延长，凝血酶原活动度的逐渐下降，国际标准化比值（INR）的逐渐升高。到了这个阶段，疾病就到了晚期了。

（3）自身抗体检查：①和自身免疫性肝炎（AIH）诊断相关的自身抗体：抗核抗体（ANA）、抗平滑肌抗体、抗肝肾微粒体抗体Ⅰ型、抗肝细胞溶质Ⅰ型抗原抗体、抗可溶性肝抗原抗体/抗肝胰抗体、抗肌动蛋白抗体等。②和原发性胆汁性胆管炎（PBC）诊断相关的自身抗体：抗线粒体抗体（AMA），尤其AMA-M2亚型，对PBC诊断具有特异性；抗sp100抗体、抗gp210抗体对AMA阴性PBC也有诊断意义；ANA在PBC患者中也很常见，但特异性不强，几种自身免疫性肝病都可以见到ANA阳性。③和原发性硬化性胆管炎（PSC）诊断相关的自身抗体：PSC没有特异性的具有诊断价值的自身抗体，常见抗中性粒细胞胞浆抗体（ANCA）阳性，但无确诊意义，因此PSC的诊断主要靠影像学检查。

（4）免疫球蛋白：主要包括IgG、IgM。AIH患者以IgG升高为主，可以表现为轻度或显著升高；PBC患者以IgM升高为主，但也有一些PBC患者的IgM正常。

（5）影像学检查：一般首选腹部B超，但PSC需要做磁共振胰胆管成像（MRCP）；影像学检查可以评估肝脏损伤的严重程度，有无肝硬化或肝癌的发生。有条件的医院可以做瞬时弹性成像（FibroScan）监测肝纤维化和肝硬化。

（6）肝活体组织检查（肝活检）：对疑诊 AIH 者，建议行肝活检以明确诊断，因为肝活检对于 AIH 的诊断价值很大，有时候甚至是必需的；对于通过化验肝功能、做自身抗体检查仍不能确诊 PBC 的病例需要做肝活检，有确诊价值；对于怀疑有重叠综合征但不能确诊的患者及怀疑有小胆管性 PSC 的患者也需要做肝活检明确诊断。

（7）甲状腺功能：监测甲状腺功能，筛查有无甲状腺功能改变。

（8）肝硬化患者：定期筛查甲胎蛋白、异常凝血酶原等肿瘤指标；定期行腹部超声检查监测肝癌的发生；定期行胃镜检查评估有无食管胃底静脉曲张及有无近期出血的风险。

（9）PSC 患者：定期筛查糖类抗原 19-9（CA19-9）及其他肿瘤指标；定期做腹部超声监测胆管癌的发生，必要时做增强 CT 或 MRI/MRCP；对合并炎症性肠病（IBD）患者行肠镜检查监测结直肠癌的发生。

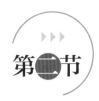

第一节

原发性胆汁性胆管炎的防治

Q: 发现肝酶异常后的常规诊疗流程是什么？

对体检发现持续或反复肝酶 [主要是碱性磷酸酶（ALP）和 / 或 γ- 谷氨酰转肽酶（GGT）] 升高或者不明原因乏力、皮肤瘙痒来就诊的患者，应考虑原发性胆汁性胆管炎（PBC）的可能。其诊疗流程如下。

（1）采集病史：询问症状，既往做过的检查，有无服用药物及保健品史，有无酗酒史，家族成员有无慢性肝病史等。

（2）体格检查：有无脾大、黄疸。

（3）化验检查：血常规、肝生化指标、自身抗体、免疫球蛋白，同时筛查乙型肝炎、丙型肝炎、肿瘤指标等，常规进行腹部超声检查，必要时可行 CT 或 MRI 检查。

（4）确定诊断：肝酶升高（主要是 ALP 和 / 或 GGT 升高）+ 自身抗体中的抗线粒体抗体（AMA），尤其 AMA-M2 阳性，如果满足了这两个条件，同时除外了其他疾病（如病毒性肝炎、药物性肝损伤、酒精性肝病、脂肪肝、肝胆肿瘤、胆囊结石等），就可以明确诊断 PBC；如果 AMA 阴性，但抗 sp100 抗体和 / 或抗 gp210 抗体阳性，也可以明确诊断 PBC。

（5）必要时做肝穿刺检查：常规检查可以确诊的不一定要做肝穿刺。以下情况建议做肝穿刺检查以明确诊断：自身抗体中的AMA、抗 sp100 抗体及抗 gp210 抗体均阴性，又高度怀疑 PBC 的；怀疑与自身免疫性肝炎重叠存在的或者怀疑合并其他肝病（药肝、脂肪肝等）的。

Q: 原发性胆汁性胆管炎会变成肝硬化或肝癌吗？

原发性胆汁性胆管炎（PBC）是慢性胆汁淤积性肝病。如果不治疗，有可能会逐渐进展为肝硬化或肝癌。PBC 疾病的自然发展进程大致可分为 4 个阶段。

（1）临床前期：仅自身抗体中的抗线粒体抗体（AMA）阳性，但肝生化指标无异常（即 ALP 和 GGT 正常）。

（2）无症状期：有肝生化指标异常（即 ALP 和 / 或 GGT 升高），但没有明显症状。

（3）症状期：出现乏力、皮肤瘙痒等症状。

（4）失代偿期：出现消化道出血、腹腔积液、肝性脑病等严重并发症。

由此可见，虽然早期 PBC 无明显症状，但随着病情进展，PBC 疾病后期，可发生肝硬化失代偿和门静脉高压等一系列并发症，如腹腔积液、消化道出血、肝性脑病、肝功能衰竭甚至死亡。一部分患者还可以发生肝癌。研究发现，男性 PBC 患者，尤其已进展为肝硬化者，肝癌风险明显升高。

Q: 怎么尽早发现自己得了原发性胆汁性胆管炎?

大多数原发性胆汁性胆管炎(PBC)患者在早期是没有症状的,因此,早期 PBC 患者很不容易被发现。因此,要想尽早发现 PBC,建议以下人群及时专科就诊。

(1)对有 PBC 家族史的高危人群,尤其是一级女性亲属,需要定期随诊检查肝生化指标[碱性磷酸酶包括(ALP)和 γ – 谷氨酰转肽酶(GGT)]及抗线粒体抗体(AMA),尤其是 AMA-M2。

(2)对患有其他自身免疫性疾病(如桥本甲状腺炎、干燥综合征等)的患者,尤其中老年女性患者,需要定期检查肝生化指标(包括 ALP 和 GGT),必要时检查 AMA。

(3)对体检发现肝生化指标中的 ALP 和 / 或 GGT 升高的患者,需要及时专科就诊进一步检查 AMA。

(4)对出现不明原因的乏力和皮肤瘙痒症状的患者,也要及时专科就诊,检查肝生化指标(包括 ALP 和 GGT),必要时检查 AMA。

(5)对通过上述检查仍不能确诊但也不能排除本病的病例,建议及时做肝穿刺,进行肝活体组织检查,可帮助确诊 PBC,并能帮助判断疾病的分期和活动程度。

当然,最后必须由专科医生进行评估后再确诊。

Q: 原发性胆汁性胆管炎早期有什么症状?

原发性胆汁性胆管炎(PBC)起病多比较隐匿、缓慢,大多数患者在早期是没有症状的,而且约 1/3 患者可以长期无任何

症状。部分患者可表现为乏力和皮肤瘙痒。40% ~ 80% 的 PBC
患者会出现乏力，这是 PBC 最常见的症状，可发生在 PBC 的任
何阶段，乏力程度与肝功能损伤程度无相关性。20% ~ 70% 的
PBC 患者可出现皮肤瘙痒，甚至约 75% 的患者在诊断前就已经
存在皮肤瘙痒症状。瘙痒的程度因人而异，大部分比较轻。但也
有些患者有严重的瘙痒症状，并影响睡眠和精神状况，甚至导致
抑郁症的发生。有些患者因持续和难以缓解的瘙痒而被迫提前进
行肝移植。

有些患者在眼皮、内眼角处可以出现黄色瘤，可能与高血脂
有关。

值得注意的是，少部分患者在 PBC 早期也有可能出现门静
脉高压的表现，甚至发生消化道出血，但此时患者并没有肝硬
化，这可能与门静脉末支闭塞消失所导致的结节再生性增生有关。

Q: 所有的原发性胆汁性胆管炎患者都要治疗吗？

原发性胆汁性胆管炎（PBC）是一种慢性的肝内胆汁淤积性
疾病。虽然早期多数人无明显症状，但 5 年内大部分患者会出现
症状，而从出现症状开始，不治疗的话，PBC 患者平均生存时间
仅为 5 ~ 8 年。疾病后期，可发生肝硬化失代偿和门静脉高压的
一系列并发症，一部分患者还可以发生肝癌。当疾病进展至胆红
素达到 34.2μmol/L 时，患者平均生存时间仅为 4 年；而当胆红
素达到 102.6μmol/L 时，平均生存时间仅为 2 年。

因此，得了 PBC 不治疗是不行的。原则上所有 PBC 患者均
应进行治疗，越早治疗效果越好。

但研究发现，抗线粒体抗体（AMA）阳性但肝酶正常的患者，5 年内仅 16% 会出现肝酶升高。因此，对于这类患者是否给予预防性治疗尚有争议。大多数意见是先不给予治疗，定期随访，一旦出现肝酶升高时再开始治疗。但如果患者做了肝穿刺检查，组织学上有明确 PBC 证据（即有明确的小胆管损伤），即使肝酶正常也要开始治疗。

Q: 原发性胆汁性胆管炎首选什么药治疗？

熊去氧胆酸（ursodeoxycholic acids，UDCA）是治疗原发性胆汁性胆管炎（PBC）的首选药物。因此，确诊 PBC 后，应口服熊去氧胆酸进行治疗。熊去氧胆酸每日服用的剂量原则上应该按体重计算，推荐剂量为 13 ～ 15 mg /（kg·d）。例如，一位体重 60 kg 的患者，每日服用熊去氧胆酸总剂量为 780 ～ 900 mg，可以分次服用，也可以一次顿服，保证每日服用总剂量在此范围内即可。

熊去氧胆酸安全性良好，不良反应较少，主要包括腹泻、腹胀、体重增加及瘙痒等，通常不需要停药。极少数患者会出现过敏。

如果熊去氧胆酸规律治疗一年，肝生化指标仍恢复不好，应启动二线治疗。二线治疗的药物主要包括奥贝胆酸、贝特类药物、布地奈德等。目前我国能够得到的二线药物只有贝特类药物，奥贝胆酸和布地奈德国内都没有生产，也没有批准销售。二线药物总体不如熊去氧胆酸有效和安全，因此只用于熊去氧胆酸治疗效果不好或不能耐受的患者。在使用时一般和熊去氧胆酸同时服用。

贝特类药物在临床上主要用于降低血脂，作为治疗 PBC 的二线药物，应用最多的是非诺贝特，常用剂量是每日 1 片（200 mg）口服。非诺贝特的主要不良反应是轻度的肝脏损伤，可以引起转氨酶升高。因此，在用药后要定期复查肝功能，尤其要关注转氨酶水平。

Q: 原发性胆汁性胆管炎需要长期服药吗？

原发性胆汁性胆管炎（PBC）是自身免疫性肝病，经治疗后病情可以得到缓解，但无法治愈。因此，原发性胆汁性胆管炎是需要长期服药的，不能随意停药。

熊去氧胆酸（UDCA）是治疗 PBC 的首选药物。长期治疗的目的是持续改善患者肝酶指标，从而延缓疾病进展并延长生存时间，改善预后。

熊去氧胆酸初始应按照体重大致计算每日服用剂量，在应用过程中再按照疗效和安全性调整使用剂量。肝功能化验持续正常的情况下，熊去氧胆酸可以逐渐减量使用，找到一个适合本人情况的最小维持剂量（即能够维持肝功能正常的最小药物剂量）长期维持治疗，经济又安全。如果应用初始治疗剂量效果不佳，一般应逐步加大熊去氧胆酸的应用剂量，观察疗效和安全性。如果加大剂量后仍不能奏效，或者出现了明显的不良反应，难以耐受，这时候就要考虑加用二线药物了。

应用熊去氧胆酸和二线药物治疗效果仍不佳的患者属于难治性病例，疾病进展较快。如果已经进展到肝硬化，应考虑肝移植。

Q: 原发性胆汁性胆管炎常见并发症有哪些？

原发性胆汁性胆管炎（PBC）的常见并发症有以下几种。

（1）骨病：PBC 患者常有骨代谢异常，可导致骨软化症和骨质疏松。可以通过补充钙片和维生素 D 预防和纠正。

（2）脂溶性维生素缺乏：PBC 患者胆酸分泌减少可能会导致脂类吸收不良，进而导致脂溶性维生素 A、维生素 D、维生素 E 和维生素 K 的明显缺乏。患者可出现夜盲、骨量减少、神经系统损害和凝血酶原活力降低等表现。

（3）高脂血症：PBC 患者常伴有高脂血症，胆固醇和甘油三酯均可升高，主要表现为低密度脂蛋白胆固醇（LDL-C）和高密度脂蛋白胆固醇（HDL-C）升高。但增加动脉粥样硬化患病风险的可能性并不大，因此通常不需要降脂治疗。

（4）其他自身免疫性疾病：PBC 可并发多种自身免疫性疾病，其中以干燥综合征最常见。此外，还包括自身免疫性甲状腺疾病、类风湿性关节炎、自身免疫性血小板减少症、溶血性贫血和系统性硬化等。如有上述疾病，需要专科就诊，同时治疗。

Q: 原发性胆汁性胆管炎复诊时需要检查什么？

原发性胆汁性胆管炎（PBC）患者需长期服用熊去氧胆酸（UDCA）以控制疾病进展，改善生活质量，延长寿命。在治疗过程中需要定期到医院复诊。一般建议每 3 ~ 6 个月复诊一次，监测肝脏生化指标，每年筛查甲状腺功能；对于肝硬化及老年男性患者，每 6 个月行肝脏超声及甲胎蛋白检查，以筛查原发性肝细胞癌；对于肝硬化患者应行胃镜检查，明确有无食管胃底静脉曲张，并根据胃镜结果及患者肝功能情况，每 1 ～ 3 年再行胃镜检查；对于黄疸患者，如有条件可每年筛查脂溶性维生素水平，或适当补充脂溶性维生素，如维生素 A、维生素 D、维生素 E、维生素 K 等；根据患者基线骨密度及胆汁淤积的严重程度，每 2 ～ 4 年评估一次骨密度。如出现骨质疏松，应及时补钙。

▶▶▶ 第七章

肝硬化

Q: 什么是肝硬化?

肝硬化是各种慢性肝脏疾病发展的共同终末阶段。各种导致肝脏损伤的致病因素，如病毒、酒精、损伤肝脏的药物、自身免疫性损伤等持续存在，会导致肝细胞反复发生炎症、变性、坏死，伴随肝细胞的再生；而肝脏细胞外基质—纤维组织逐渐形成和堆积，并向周围延伸、分割、破坏肝脏组成的基本单位——肝小叶结构，形成假小叶及再生结节（在假小叶内肝细胞的排列很不规则，再生的肝细胞聚集成团，这种无序排列的肝细胞是不具备肝小叶功能的）；同时，肝小叶内的血管也受到破坏，导致肝细胞的血液和能量供应出现障碍。这种情况就是肝硬化。所以，肝硬化的过程实质上就是肝纤维化发展的过程，而肝细胞的炎症、坏死就是肝纤维化的启动因素。

肝纤维化从最初少量的纤细的纤维丝发展到大片的很粗的纤维条索分割、包围肝组织，形成大大小小的假小叶可能需要很多年，最多可达几十年。在此过程中，如果经过有效的治疗，如控制病因、减少肝细胞的炎症、坏死，那么已经形成的肝纤维组织还可以重新吸收，恢复正常的肝组织结构。这就是肝纤维化的逆转。但这种逆转是缓慢的，而且越是纤维化的早期，逆转效果越好。

临床上根据肝脏尚存在功能的情况，将肝硬化分为功能代偿期和失代偿期。所谓代偿期就是肝脏虽然已经发生了肝硬化，但剩余完好的肝细胞数量还足够使用，可以完成维持生命所必需的一些重要工作，保持肝脏功能化验在大致正常的范围之内。例如，人血白蛋白水平、凝血功能、胆红素水平等基本正常，无腹腔积液，无食管胃底静脉曲张、食管胃底出血等。所谓失代偿期就是剩余的肝细胞数量已经不够用了，肝脏功能已不足以完成肝脏必须要完成的重要任务，反映肝脏功能的重要检查指标持续不正常，如低白蛋白、凝血功能障碍、胆红素持续升高（黄疸）等。患者常常出现腹腔积液、肝性脑病。

Q: 哪些原因会导致肝硬化？

导致肝硬化的原因有很多，在我国最常见的原因是慢性乙型肝炎，目前占到肝硬化发病人数的 70% ～ 80%；但随着乙型肝炎疫苗的广泛接种及抗乙型肝炎病毒治疗药物的广泛应用，乙型肝炎导致的肝硬化在逐年减少。

随着人们生活水平的提高及饮酒的增多，肥胖和高代谢引起的脂肪肝、脂肪性肝炎、长期大量饮酒引起的酒精性肝病所导致的肝硬化人数逐年增加。

随着诊疗技术的提高（筛查手段和准确性提高）和自我保健意识的提高，自身免疫性肝病（主要指自身免疫性肝炎、原发性胆汁性胆管炎）及其他自身免疫性疾病导致的肝硬化发病率也在逐年增加。

其他比较常见的原因还有慢性丙型肝炎、慢性药物性肝损伤等。

比较少见的原因有肝豆状核变性、血色病等遗传代谢性肝病，还有先天性肝纤维化、布加综合征、心源性肝硬化（心包或心脏疾病导致肝脏淤血）、胆汁淤积性肝硬化及血吸虫病等。

Q: 做什么检查能早期发现肝硬化?

肝硬化的定义就是肝内的纤维组织增多,分割包围肝细胞形成假小叶。所以肝硬化最准确的诊断自然就是用显微镜观察肝内是不是发生了上述变化。因此,肝穿刺活检是肝硬化诊断的金标准,能明确有无早期的肝硬化,并对肝纤维化进行分级。但因为肝穿刺活检属于有创检查,为了动态监测肝纤维化的进展或好转,有时还需要多次穿刺活检,而穿刺带来的疼痛和其他风险导致大多数患者不愿意接受肝活检。

肝脏影像学检查,如 B 超、CT 扫描、磁共振成像(MRI)等也是检查有无肝硬化的重要方法。这些检查可以从肝脏的外观上判断肝脏是否发生了硬化,还可以同时检查有无与肝硬化密切相关的脾大、门静脉增宽、静脉曲张形成等。但这些影像学的特征一般都是在肝硬化比较严重和典型后才可以发现,因为早期肝硬化时,肝脏的外形还没有发生明显的改变,所以影像学检查可能发现不了。

肝脏弹性测定,是目前临床最常用的肝纤维化或肝硬化无创检查手段。它的检查方法类似于腹部超声,简单、方便、快捷,患者无痛苦,可定期复查,动态监测患者肝纤维化或肝硬化的进展或逆转。肝脏弹性测定的缺点是影响因素较多,如转氨酶升高、胆红素升高、腹腔积液、肥胖等都可能影响肝脏弹性的测定值。因此在做肝脏弹性测定时应考虑其各种影响因素。

肝功能的化验对于判断有无肝硬化也有很重要的参考价值。肝硬化的发生是一个缓慢的过程,其中肝脏功能的下降也是一个缓慢的过程。所以动态观察肝脏功能化验指标(如白蛋白定量、凝血功能测定、血小板计数、白细胞计数等）的变化，对于肝硬化的诊断也有很重要的价值。

Q: 肝硬化会影响寿命吗？

肝硬化是临床上比较常见的慢性病，是各种慢性肝病的终末阶段，也是患者常见的死亡病因，影响患者的寿命和生活质量，严重影响我国人民的健康。

肝硬化尚未出现并发症时，即肝硬化代偿期的患者，年病死率为 1.5% ～ 2%；肝硬化出现腹腔积液、食管胃底静脉曲张出血或肝性脑病等肝硬化并发症时，即肝硬化失代偿期的患者，年病死率为 10% ～ 21%；肝硬化出现难以控制的多个并发症，如食管胃底静脉曲张出血或大量、顽固性腹腔积液或肾脏损伤、肝性脑病及合并严重感染时，年病死率高达 87%。

对于肝硬化尚未出现并发症的患者，应积极寻找肝硬化的病因并进行治疗，降低发展至肝硬化失代偿期的风险或延缓这个过程；对于出现肝硬化并发症的患者，应积极治疗并发症，并采取有效措施减少并发症的复发，尽可能延长患者的寿命，提高生活质量。必要时应尽快进行肝脏移植，挽救患者的生命。

Q: 如何避免发生肝硬化？

对于任何一种疾病，最重要的治疗一定是针对病因的治疗。所以在防治肝硬化时，首先就要寻找慢性肝损伤的病因并进行针对性的治疗和预防。

对于慢性乙型肝炎患者，采取积极有效的抗乙型肝炎病毒治疗，把病毒水平降得尽可能低，就能显著降低肝硬化发生的风险；对于慢性丙型肝炎患者，及时采取当前最有效的直接抗病毒药物，丙型肝炎的治愈率可达 98% 以上，从而可避免肝硬化的发生；脂肪肝或脂肪性肝炎患者应及时改变生活方式，包括清淡饮食、控制体重、适度运动等，改善肝脏脂肪变，减少发生肝硬化的风险；酒精性肝病患者应及时严格戒酒，补充多种维生素和蛋白质，这是唯一可以减少肝硬化发生风险的措施；自身免疫性肝病的患者做到早诊断，及时治疗，控制疾病的进展，才能减少肝硬化的发生；药物性肝损伤的患者应及时停用造成肝脏损伤的相关药物，避免长期用药，以减少肝硬化发生；肝豆状核变性或血色病等遗传代谢性肝病患者要做到早诊断、早治疗；其他患者，如心源性肝硬化、布加综合征等患者，应及时发现和治疗原发病，以减少肝硬化的发生。

Q: 肝硬化会传染或者遗传吗?

导致肝硬化的病因有很多，其中慢性病毒性肝炎有传染性，包括慢性乙型肝炎和慢性丙型肝炎，但这两种疾病都是主要通过母婴或者血液传播，不会通过呼吸道传播，握手、共用办公用具、共餐等一般日常生活和工作接触不会传染；肝豆状核变性或血色病有遗传性，这些疾病是由基因突变导致铜或铁代谢障碍，造成铜或铁在体内过多沉积引起的疾病，容易遗传给下一代，建议患者子女及其他家庭成员筛查，做到早发现、早诊断、早治疗；自身免疫性肝病有一定的遗传倾向，患者的子女或兄弟姐妹等其他家庭成员发病的风险增加。

除上述病因外，其他肝硬化病因既不具有传染性也不具有遗传性，如脂肪肝或脂肪性肝炎、酒精性肝病等。

Q: 肝纤维化和肝硬化能逆转吗？

越来越多的临床研究已经证实，慢性乙型肝炎患者通过有效的抗病毒治疗能逆转肝纤维化进展，甚至包括一些严重的肝纤维化或早期肝硬化也可以得到逆转。但肝纤维化越重或肝硬化越重，逆转的可能性越小。所以肝纤维化和肝硬化都要尽早开展并给予有效治疗；慢性丙型肝炎患者在经过直接抗病毒药物治疗并且病毒核酸转阴后，肝纤维化会逆转，肝硬化也会好转；酒精性肝纤维化或早期肝硬化患者，及时戒酒后也可以使病情得到逆转。

总之，凡能够控制疾病的病因，或能够对病因进行有效治疗并使肝功能恢复正常的措施，都可以逆转肝纤维化和肝硬化。但对于已发展到肝硬化失代偿期，特别是已出现腹腔积液、食管胃底静脉曲张破裂出血及肝性脑病等肝硬化并发症的患者，肝硬化逆转的概率降低。但即便在这时候，针对肝硬化病因的治疗也有利于延缓肝硬化进展及其并发症的控制。

Q: 肝硬化有哪些并发症？

在肝硬化发展到失代偿期后会出现较多的并发症，其中门静脉高压导致的多个部位侧支循环非常多见。门静脉高压的形成与肝硬化的形成密切相关。门静脉是进入肝脏的一条大血管，门静脉血流含有大量的从肠道吸收的各种营养物质，营养物质运输到肝脏后由肝细胞进行分解、转化，再输送到全身各个脏器。肝硬化时，肝脏结构遭到破坏，门静脉的分支也遭到破坏，门静脉的血流进入肝脏遇到阻力淤积在门静脉主干，导致血管变粗、压力升高，就叫作门静脉高压。在正常情况下，门静脉和食管、胃底的血管有一些细小的交通支，相当于"小路"。在门静脉血流淤滞时，大量无路可走的门静脉血流就流入了这些细小的交通支，虽然缓解了门静脉的压力，给门静脉血流找到了一条出路，但也使得这些细小的交通支骤然接受了大量的血流，血管变得粗大、迂曲，血管壁变薄，这就是侧支循环，也叫静脉曲张。因为这些血管壁很薄，所以容易被粗硬的食物划破引发消化道大出血，严重时危及患者生命。这些侧支循环也可以出现在腹壁上，可以看到一条条蓝色、粗大的血管曲曲弯弯地分布于腹壁，有时还会凸出于皮肤，像蛇头一样，称为腹壁静脉曲张。

　　肝硬化的其他并发症还包括脾大、脾功能亢进、低白蛋白、腹腔积液、胸腔积液、肝性脑病等。①脾功能亢进是指因为脾脏增大，破坏了外周血里的白细胞和血小板，导致白细胞和血小板减少，患者容易出现感染和出血。②低白蛋白时容易出现全身，尤其是下肢的水肿、腹腔积液、胸腔积液等。③肝脏是个解毒器官，当肝脏功能不足时，不能将消化道吸收的毒素或身体产生的废物进行解毒并排出体外。这些毒素进入大脑就引起精神障碍，如认知障碍、语言逻辑混乱、辨不清方向、不认识亲人和熟人、不能做简单的数字计数等。严重时患者昏睡不醒，这就是肝性脑病，俗称肝昏迷。

　　另外，有的患者出现顽固性低氧，称之为肝肺综合征；有的出现肾前性肾功能异常，肌酐升高，尿量减少，称之为肝肾综合征；有的患者出现双下肢痉挛性瘫痪，双下肢功能障碍，直至不能行走，称之为肝性脊髓病。肝细胞癌也好发于肝硬化患者，是最严重的并发症。

Q: 肝硬化患者哪些情况下需要及时就诊？

肝硬化的并发症有很多，有的并发症属于危重急症，可能会危及患者的生命。以下几个常见并发症需要重视。①如果出现呕血（鲜红或暗红色血）、解柏油样大便（大便呈深黑色，表面有柏油一样的光泽，具有特殊的气味，临床称为柏油便）、头晕、心慌、出冷汗，要警惕上消化道出血，出血的原因往往是食管胃底静脉曲张破裂，这时应立即到就近的医院急诊就诊，不可延误，出血量大会有生命危险。②如果出现肚子胀、腿肿等不适，甚至伴有发热、肚子压痛等症状，要警惕肝硬化腹腔积液，甚至合并腹腔积液感染（细菌性腹膜炎），应及时到医院的肝病科、消化内科或感染科就诊及住院治疗。③如果患者出现反应缓慢、性格改变、神志淡漠、不认识熟悉的人、不知身处何地、不能正确对答、计算力下降，甚至昏睡不醒，要警惕肝性脑病，应立即到医院就诊并住院治疗。

Q: 肝硬化患者如何避免或减少胃肠道出血的发生风险？

在肝硬化导致了门静脉高压的情况下，患者容易在食管、胃，尤其是食管中下段及胃底，形成迂曲、扩张的侧支循环血管，有的甚至呈团块状，血管壁很薄，在食用较硬的食物或腹腔内压力突然增加等情况下，容易破裂而引起上消化道出血。①如果出血量不大，血液在胃里与胃酸起反应变成黑色，然后流入肠道经大便排出，这时就会出现柏油便。患者可以没有任何感觉，细心的患者可以发现自己的大便变成深黑色的了。②如果出血量比较大，或出血速度快，患者往往会发生呕血，甚至大量的鲜血从口鼻涌出，同时还有很多血液排入肠道。出血量大时，患者会出现血压下降、心跳加快、头晕，甚至出现失血性休克，严重时危及生命。

建议有肝硬化食管胃底静脉曲张的患者，食用较软的食物。尽量嚼碎、嚼烂后下咽，不要食用油炸、干硬及坚果类的食物或不能嚼碎的食物；食用鸡肉、鱼肉等含骨头或刺的食物时，应仔细挑干净，避免误食骨头或鱼刺；避免食用辛辣刺激性食物，减少对食管和胃的刺激；避免饮食过饱、提重物等，减少腹腔内压力突然增加的情况，防止迂曲、扩张的血管压力增加而引起破裂出血。

肝硬化患者应常规行胃镜检查，评价有无静脉曲张及近期出现破裂出血的风险。出血风险较大或曾经发生过静脉曲张破裂导致上消化道大出血的患者，应积极采取胃镜下治疗，以及口服可以降低门静脉压力的非选择性 β 受体阻滞剂，防止再出血。

Q: 肝硬化食管胃底静脉曲张的治疗方法有哪些？

食管胃底静脉曲张破裂出血是肝硬化的一种急危重并发症。如果检查发现了食管胃底静脉曲张，而且静脉壁很薄，内镜下看起来呈红颜色（红色征），那么近期出血的风险很高，这时对于曲张静脉的治疗就很重要。主要有 4 种方法，具体如下。

（1）内镜下食管静脉曲张套扎术：通过胃镜发现较重的曲张静脉后，用内镜将其吸起来，然后用橡皮圈套扎在曲张静脉上，橡皮圈收缩后阻断曲张静脉的血流，可使曲张静脉机化消失。

（2）内镜下曲张静脉硬化剂治疗：在内镜下找到曲张的静脉血管，往曲张血管里注射硬化剂，使静脉血管内壁发生无菌性炎症，曲张静脉狭窄闭塞，阻断血流。

（3）内镜下组织胶注射治疗：多用于胃静脉曲张的治疗，组织胶接触血液 3 ～ 5 秒钟即固化，形成固体，可栓塞曲张静脉，以达到止血及消除静脉曲张的目的。

（4）经颈静脉肝内门体分流术：经颈静脉进入，在肝脏内建立一条人工通道，一端连接门静脉，一端连接肝静脉，将血流淤滞且压力很高的门静脉血流直接分流到肝静脉，降低门静脉压力，缓解侧支循环压力，降低上消化道出血的风险，减少顽固性腹腔积液，对胃静脉曲张有较好的疗效；其缺点是如果分流量过大，门静脉的血液未经肝脏解毒直接从肝静脉进入体循环并进入大脑，会诱发或加重肝性脑病。

Q: 肝硬化患者发生肝癌的风险很大吗？

每年我国新发的肝癌患者数量几乎占全球新发肝癌患者数量的一半，严重威胁我国人民的生命和健康。大多数肝癌患者是在肝硬化的基础上发生的，因此，肝硬化患者发生肝癌的风险显著增加。

肝癌高危人群主要是慢性乙型肝炎（约占 80%）、慢性丙型肝炎、过度饮酒、非酒精性脂肪性肝炎、其他原因引起的肝硬化及有肝癌家族史等人群，尤其是年龄大于 40 岁的男性。有学者根据患者的年龄、性别、人血白蛋白水平、血清胆红素水平及血常规中的血小板计数等指标，结合不同病因，将慢性肝病患者肝癌发生的风险分为低危、中危及高危三类，3 年及 5 年肝癌的累积发生率分别为 0 ～ 0.8%，1.5% ～ 4.8% 及 8.1% ～ 19.9%。

积极治疗引起肝硬化的病因有助于降低肝癌发生的风险。

Q: 肝硬化患者应多久复查一次?

建议肝硬化患者每 3 ～ 6 个月复查一次肝功能、甲胎蛋白和腹部 B 超，如果甲胎蛋白有升高趋势或者腹部 B 超提示肝内有占位性病变，应进行腹部增强 CT、磁共振成像或腹部超声造影等检查。

对于有肝硬化并发症的患者还需要增加定期复查项目，如有脾大、脾功能亢进的患者，需要增加血常规的检查；有肝性脑病病史的患者，需要定期复查血氨；有食管胃底静脉曲张的患者需要定期复查胃镜（一般每年一次，轻度静脉曲张患者每两年一次）等。

慢性乙型肝炎患者，需要定期复查乙肝五项及 HBV DNA 定量（最好用超敏方法）。

Q: 肝硬化患者能运动吗?

肝硬化患者体力差，在病情稳定、体力允许的情况下，可以做适度的运动，如慢跑或散步等，时间不宜过长，以自己不感到

劳累为宜，不建议进行重体力劳动或长跑等剧烈运动；在病情不
稳定、出现并发症或体力不允许的情况下，患者应以休息为主，
严重的患者需要卧床或住院。

　　常见的上呼吸道、肺部、胃肠道及腹部等部位的感染，是肝
硬化患者病情加重比较常见的诱因，建议肝硬化患者运动时在不
同的季节，选择合适的时间段，冬春季节注意防风保暖，防止感
冒，运动后不要喝过多冷饮，减少感染的发生。

Q: 肝硬化患者饮食有什么特殊要求？

　　肝硬化有呕血、黑便等出血史或胃镜检查提示有食管胃底静
脉曲张的患者，建议进食较软的食物，禁食辛辣刺激性及较硬的
食物，食用鱼肉、鸡肉等含刺或骨头的食物时，应仔细挑干净，
避免误食鱼刺或骨头；轻度肝性脑病患者无须减少含蛋白质食物
的摄入，严重肝性脑病患者需酌情减少或暂时限制含蛋白质食物
的摄入，病情缓解后逐步增加摄入含蛋白质的食物；酒精性肝病
患者注意补充B族维生素；胆汁淤积性肝病患者注意补充维生素D。

　　建议肝硬化患者少食多餐，每天可进食4～6餐，睡前加餐，
酌情增加新鲜蔬菜、水果，减少食盐的摄入。中晚期肝硬化患者
营养不良风险较高，建议定期进行详细营养评估，如存在营养不
良应加强营养支持治疗。

▶▶▶ 第八章

肝病相关检查

Q: 肝病相关的化验检查主要包括哪些?

肝病相关的化验检查主要包括肝脏酶学的检测；胆红素的代谢及相关检测；蛋白质的代谢及相关检测；凝血相关检查；血常规等检查；肿瘤相关检查。

Q: 肝脏的酶学检测包括哪些?

肝脏是人体最大的代谢器官，也是人体含酶最丰富的脏器，血清中酶活性的变化有助于反映肝脏疾病状态，是肝功能检查常用的方法之一。总体上，肝病相关的酶主要包括以下三类。

1. 反映肝细胞变性、坏死的酶：包括丙氨酸氨基转移酶（ALT）、天门冬氨酸氨基转移酶（AST）。这两个酶俗称"转氨酶"。

2. 反映胆管损伤的酶：包括 γ-谷氨酰转肽酶（GGT，也可写为 γ-GT）、碱性磷酸酶（ALP）。

3. 反映肝细胞合成功能的酶：如胆碱酯酶（ChE）。

肝脏不同的酶的改变，对于肝脏不同细胞受损具有提示意义。

Q: 转氨酶升高是什么原因?

转氨酶（即 ALT 和 AST），主要存在于肝细胞中，当肝细胞受到损伤时，如肝细胞膜的通透性增加或者肝细胞坏死时，这些转氨酶就会从细胞中透出进入血液中，通过化验就可以检测出来，也就是我们说的转氨酶升高了。转氨酶是当前反映肝损伤的最敏感的指标，少量的肝细胞受到损伤，就可以出现 ALT 和 AST 的升高，损伤严重时转氨酶可以升高数百倍；当肝细胞损伤减轻时转氨酶又会很快下降。所以，我们习惯上将转氨酶作为肝脏，尤其是肝细胞损伤的主要指标。

在临床上，各种原因引起的肝细胞变性或坏死，都可能导致ALT 和 AST 的升高，包括各种急慢性的肝损伤、肝硬化等。常见的病因包括病毒性肝炎、药物性肝炎、自身免疫性肝炎、酒精性肝炎、非酒精性脂肪性肝病 (俗称脂肪肝) 等。但在实际生活当中，能引起转氨酶升高的原因有很多种，远不止上面我们提到的这些。而且肝脏损伤程度的不同及治疗药物的影响，都会导致转氨酶发生各种各样的变化。所以，如果发现了转氨酶的升高，建议一定去医院找专科医生咨询和进行特殊检查，找到病因，及时治疗。

Q: 与胆管损伤有关的酶有什么特点?

与胆管损伤有关的酶主要包括碱性磷酸酶（ALP）和 γ – 谷氨酰转肽酶（GGT）。

ALP 由肝脏合成分泌，自胆道排泄，因此，ALP 升高主要见于肝内外胆管阻塞的疾病，如原发性胆汁性胆管炎、原发性硬化性胆管炎及胆管结石、胆管肿瘤引起的胆汁排泄受阻。值得注意的是，有一部分 ALP 是由骨骼分泌的，在婴幼儿、青少年长身体的阶段都会明显升高，当骨头出现损伤时也会升高，需与肝病引起的 ALP 升高相鉴别。GGT 主要存在于胆管细胞，当肝内合成增多或肝内外胆管受损时，会引起 GGT 升高。

虽然这两个酶都属于胆管损伤相关的酶，但两者又有不同。GGT 反应敏感，一旦出现胆管损伤就可以升得很高，治疗有效后下降也很快。ALP 反应比较迟钝，但特异性稍好些。在酒精性肝病、非酒精性脂肪性肝炎等疾病中，常常是 GGT 升高明显，尤其是酒精性肝病患者的 GGT 反应非常迅速，且与饮酒量相关；而 ALP 常常表现为正常或轻度升高。在原发性胆汁性胆管炎、原发性硬化性胆管炎中，则表现为 GGT 和 ALP 同时升高。

Q: 胆红素从哪里来又会到哪里去？

血液之所以是红色的，是因为有大量的红细胞存在。红细胞里主要的功能成分叫血红蛋白，负责携带氧气到全身各个组织。它含有较多的铁，呈现红颜色，所以红细胞也就成为红色的了。当红细胞衰老死亡时会将血红蛋白释放出来，血红蛋白分解变成血红素，血红素再分解就变成了胆红素。这种胆红素我们称之为间接胆红素，也叫非结合胆红素，它是不溶于水的，因此不能从尿和胆汁里排出去。而肝细胞具有处理和转化间接胆红素的能力，它从血液中摄取间接胆红素，经过一系列酶的作用，把间接胆红素变成直接胆红素，也叫结合胆红素。直接胆红素是可以溶于水的。它在肝细胞里生成以后，经过胆管排入十二指肠，经肠道排出体外。其实大便的颜色"本身"是灰白色的，是胆红素进入肠道后把大便染成黄色的。粪便里的直接胆红素经过转化产生尿胆原，尿胆原也是黄色的，少部分从尿液排出体外，把尿液也染黄了。

从上面胆红素的生成和排泄过程，我们可以知道，胆红素是人体产生的一种废物。因为每天都有大量的红细胞衰老死亡，所以每天都有很多的胆红素生成。正常情况下，肝脏可以很轻松地完成分解和处理胆红素的任务，保持人血里的胆红素水平在正常范围。当肝细胞受损时，处理胆红素的能力下降，或者肝细胞坏死时，胆红素从坏死的肝细胞中释放入血，就会引起血液中胆红素的升高。如果短时间里突然出现大量的红细胞破坏，产生的间接胆红素数量过多，超过了肝细胞的处理能力，也会出现血液胆红素水平升高。

　　人体血液中既存在间接胆红素，又有直接胆红素，二者相加，就是化验单中的总胆红素。对于正常人，肝脏有足够的能力将每天产生的胆红素排泄出去，所以总胆红素水平保持在正常范围。

Q: 胆红素化验异常代表什么？

　　总胆红素正常值参考范围为 5～21μmol/L，其中直接胆红素 0～7μmol/L。胆红素水平的升高，在医学中被称为黄疸，患者有皮肤变黄、"白眼珠变黄"（巩膜黄染）的表现。当总胆红素在 17.1～34.2μmol/L 时，肉眼尚无法识别有没有黄疸，称之为"隐形黄疸"；当总胆红素 > 34.3μmol/L 时，往往可以看到皮肤、双眼巩膜颜色变黄，称为显性黄疸。

　　直接胆红素主要在肝脏中产生，经胆汁排泄；间接胆红素主要来源于衰老红细胞破坏。因此，这两种胆红素升高比例的不同，对不同的疾病具有提示意义。

　　（1）间接胆红素升高占比超过总胆红素的 50%：多数情况下与红细胞短期内大量破坏有关，见于各类溶血性疾病，如自身免疫性溶血、各种遗传性溶血性疾病、输血反应、新生儿黄疸、大面积烧伤等。另外有些先天性良性黄疸，如吉尔伯特综合征也会有这种表现。

（2）直接胆红素升高占总胆红素 50%～70%：在肝脏损伤时，肝细胞变性、坏死或肝内小胆管的破坏导致肝细胞内或小胆管内的胆红素直接释放入血，引起胆红素升高。可见于各种急、慢性肝脏疾病，如病毒性肝炎、药物性肝炎、自身免疫性肝病、酒精性肝病等。

（3）直接胆红素升高占比超过总胆红素的 70%：也称为梗阻性黄疸，其原因是胆汁排泄通道受阻，见于胆道梗阻相关疾病，包括肝外胆道梗阻性疾病，如胆管结石、胆囊/胆道肿瘤、胰头肿瘤压迫胆管等，也包括肝内小胆管病变导致的肝内胆汁淤积。梗阻性黄疸最大的特点是大便呈灰白色，医学上称为"陶土样便"。这是因为胆道梗阻，胆汁不能排入肠道把大便染黄，导致大便恢复其自身的灰白色。

Q: 肝脏蛋白质代谢相关的检测包括哪些？

肝脏作为蛋白合成的重要器官，参与了多种血浆蛋白的合成，可通过以下几个方面的检测，来评价肝脏的合成功能。

（1）血清的总蛋白、白蛋白和球蛋白水平：其中白蛋白只在肝脏合成，正常成人白蛋白水平为 35～50 g/L。当肝细胞受损时，肝脏合成白蛋白的能力下降，就会导致白蛋白减少，在肝硬化时这种情况尤为突出。由于白蛋白水平太低，会导致肝硬化患者下肢甚至全身水肿，肚子里出水（腹腔积液）。另外，患者因各种原因（如禁食、不想吃饭）导致蛋白质摄入不足，肝脏合成白蛋白时缺乏原料，也会导致白蛋白水平下降，这属于营养不良性白蛋白降低。球蛋白主要反映机体的免疫功能，主要合成场所不在肝脏。在一些感染性或免疫性肝病时，球蛋白会显著升高。总蛋白是白蛋白和球蛋白之和，其临床意义取决于白蛋白和球蛋白水平。

（2）凝血功能：大部分凝血因子是由肝脏合成的，如凝血因子Ⅴ、Ⅶ、Ⅷ、Ⅺ、Ⅹ、Ⅻ等，还包括纤维蛋白原、凝血酶原等，所以肝脏的功能与机体的凝血状态密切相关。当肝脏受损时，凝血因子的合成会受到影响。在肝硬化或肝衰竭时，凝血因子严重不足，会导致机体出、凝血机制的平衡被打破，患者很容易出现皮下和内脏出血、流鼻血或牙龈出血，也容易出现静脉血栓。通过化验患者血浆纤维蛋白原水平、凝血酶原时间、凝血酶原活动度等指标可以快速了解患者凝血功能的情况，从而间接评估肝脏合成蛋白质的能力。肝病越重，凝血功能越差，反映肝脏合成功能越差。

Q: 血清胆碱酯酶降低是什么原因？

胆碱酯酶（choline esterase，ChE）是肝脏酶学中相对重要的指标，其由肝脏合成，可以用于评估肝细胞合成蛋白的能力和肝脏的储备功能。

当检测到 ChE 降低时，提示肝细胞受损或合成功能下降。例如，在急、慢性肝炎时，血清胆碱酯酶降低的水平往往与疾病严重程度一致。因此，在化验单中如果发现胆碱酯酶水平显著降低，可能提示肝脏病变较重，需要尽快就诊。

Q: 血常规中哪些指标和肝病相关？

血常规主要用来测定外周血白细胞、红细胞、血红蛋白和血小板的计数。肝脏与脾脏关系密切，患慢性肝病时，常常伴有脾脏增大，而且脾脏增大的程度和肝病的严重程度呈正比关系，即肝病越重，脾脏就越大。这是因为在慢性肝病时肝脏结构受到破坏，进入肝脏的门静脉血流受阻，门静脉压力会逐渐升高。脾脏的静脉回流也是流入门静脉的，当门静脉压力升高时，脾静脉回流受阻，脾脏就会出现淤血肿大。脾脏是机体重要的免疫器官，还负责清除衰老的白细胞和血小板。当脾脏增大时，其功能就有些过于增强，即脾功能亢进，不但会清除衰老的细胞，还会把一些年轻的白细胞和血小板也破坏了。这就造成了慢性肝病患者，尤其是肝硬化脾大患者在进行血常规检测时白细胞和血小板计数显著减少，称之为"脾功能亢进"，简称"脾亢"。如果一个慢性肝病患者白细胞和血小板逐渐下降，说明这是一个活动性、进展性的肝病；如果血小板低于正常值下限，就要警惕有肝硬化的可能性了。

Q: 肝病患者为什么做大便常规检查？

大便常规检查时最需要关注的是大便里有没有潜血阳性。所谓潜血就是指大便里可能有肉眼看不到的少量血液。

肝硬化患者容易出现上消化道出血，如果出血量大了，可以出现呕血，拉柏油样便，这时候诊断是很容易的。但如果患者出血量比较小，没有出现呕血和柏油样便，这时候诊断就比较困难。而做一个大便常规检查，看看有没有潜血阳性，就很容易判断是不是有少量消化道出血了。另外，判断一个消化道出血的患者出血是不是停止了，也需要化验大便潜血。如果反复检查大便潜血都是阴性，就可以认为患者的出血停止了，患者就可以停止禁食开始进餐了。

所以患者进行大便潜血试验主要是检查消化道有没有出血。

Q: 肝癌筛查的化验指标有哪些？

肝癌是慢性肝病最严重的并发症之一。早期检查出肝癌并进行治疗，是提高肝癌治愈率及生存率的关键。现在临床常用的肝癌筛查的化验指标是甲胎蛋白和异常凝血酶原。

甲胎蛋白临床使用时间最长，相对特异性好，灵敏度高。其全名是甲种胎儿球蛋白（AFP）。它是一种胎儿时期肝细胞分泌的球蛋白，在长大后就不再分泌。癌细胞是一类分化不完全、比较幼稚的肝细胞，因此也有可能会分泌 AFP。正常人的 AFP 水平不到 7 ng/mL，但一些肝癌患者，AFP 可高达数百至数千，对肝癌有很好的提示价值。

异常凝血酶原（APT 或 PIVKA）也是肝癌的筛查指标，它是因为癌细胞的功能异常，合成了一些没有功能的凝血酶原，故称为异常凝血酶原。肝癌患者大部分有 APT 的升高。有些肝癌患者 AFP 不高但 APT 升高，因此，APT 对于 AFP 不高的肝癌患者的诊断有补充作用。两项指标同时检测可以提高肝癌的诊断率。

需要注意的是，肝癌化验指标 AFP 和 APT 升高不一定都是肝癌，尤其是轻度升高的患者，大部分不是肝癌。例如，在肝细胞坏死后出现肝细胞再生，新生的肝细胞比较幼稚，就可以分泌 AFP，但分泌的量一般都不大，而且随着肝细胞的逐渐成熟，AFP 很快就恢复正常了。而肝癌只会逐渐增大，AFP 也必然逐渐升高，很难自己下降。

还有一点必须要注意，不是所有的肝癌都有 AFP 或 APT 升高。据统计，肝癌患者 AFP 升高的比例仅为 50%～60%。所以，肝癌指标只有辅助诊断价值，没有确诊价值。简单说就是肝癌指标高了不一定就是肝癌；患了肝癌时，肝癌指标也不一定升高。对于慢性肝病患者，动态监测肿瘤指标，同时定期进行肝脏的影像学检查（如肝脏 B 超），是诊断早期肝癌的最好方法。

Q: 慢性肝病患者应该定期复查哪些指标？

肝脏是一个"沉默"的器官，同时也具有很强的代偿功能。一些轻微的肝脏损伤，肝脏往往可以通过很强的再生能力、代偿能力来修复损伤、完成肝脏的任务。常常只在肝脏损伤严重的情况下才出现相应的临床症状。因此对于慢性肝病患者，需要对肝脏功能、肝脏影像学进行定期随访，密切监测肝病的动态变化，了解肝病的进展和缓解情况，并在医生指导下合理用药。

慢性肝病患者要定期监测的指标包括肝脏酶学相关检测（包括丙氨酸氨基转移酶、天门冬氨酸氨基转移酶、γ－谷氨酰转肽酶、碱性磷酸酶）、胆红素、人血白蛋白、凝血功能（包括凝血酶原时间、国际标准化比值）、血常规、肝脏影像检查（B 超、CT、磁共振成像等）。一般对于病情稳定的患者，建议复查的频率为每半年一次。如果已知自己是慢性乙型肝炎患者，还应检测病毒性肝炎活动相关的指标（如乙肝五项、血清 HBV DNA 定量）。如果在复查时发现近期有以上指标的大幅度波动，建议尽快专科门诊就诊。

另外，对于慢性肝病，尤其是肝硬化患者，肝癌的风险相对较高，因此应定期进行肝癌相关筛查，包括检测甲胎蛋白（AFP）、异常凝血酶原（APT），以及进行肝脏影像学检查。如果发现有肝脏占位性病变，应尽快做增强 CT 或增强 MRI 检查，以确认是否患了肝癌。对于无肝硬化的慢性肝病患者，一般推荐每半年到一年做一次肝癌筛查。对于肝硬化患者，推荐每 3 ～ 6 个月进行一次肝癌相关筛查。

Q: 出现哪些表现时需要到医院查肝功能？

肝脏损伤早期或较轻，往往不会有显著的疼痛或不适。

肝脏损伤有一些并非特异的临床表现，如在同等日常体力劳动下，出现全身明显的乏力；近期出现的胃肠道症状，包括厌食、厌油、恶心、呕吐、上腹胀、腹泻；右上腹（肝区）反复出现针刺样疼痛或钝痛，或仅仅是不适感。具备这些改变的患者，需要到医院就诊进行肝脏相关的检查。

除了前述非特异的表现以外，如出现以下表现，也应尽快就诊：自觉皮肤、眼睛变黄；尿色较平时加深；大便颜色变浅（严重时可出现白陶土样大便）；腹胀，腹围增大，同时出现尿量减少，下肢或颜面部水肿；新出现频繁的牙龈出血、鼻出血，无明显外伤磕碰时出现皮肤瘀斑、瘀点；家人发现患者（尤其是肝硬化患者）最近出现行为异常（包括昼夜颠倒、记忆力下降、逻辑思维障碍、随地便溺等），应高度警惕肝性脑病。

参考文献

[1] 耿家宝，于乐成.《2021 年欧洲肝病学会专家立场声明：慢性肝病、肝胆恶性肿瘤及肝移植受者 COVID-19 疫苗的接种》摘译. 临床肝胆病杂志, 2021, 37（7）：1550-1552.

[2] 中联肝健康促进中心, 中华医学会肝病学分会, 中华医学会检验医学分会, 等. 中国丙型病毒性肝炎院内筛查管理流程（试行）. 临床肝胆病杂志, 2021, 37（7）：1534-1539.

[3] 魏来, 段钟平, 王贵强. 丙型肝炎防治指南（2019 年版）. 临床肝胆病杂志, 2019, 35（12）：2670-2686.

[4] 陈红松, 窦晓光, 段钟平, 等. 丙型肝炎防治指南（2015 年更新版）. 临床肝胆病杂志, 2015, 31（12）：1961-1979.

[5] 中华医学会肝病学分会. 原发性胆汁性胆管炎的诊断和治疗指南（2021）. 中华内科杂志, 2021, 60（12）：1024-1037.

[6] 中华医学会肝病学分会. 自身免疫性肝炎诊断和治疗指南（2021）. 中华内科杂志, 2021, 60（12）：1038-1049.

[7] 中华医学会肝病学分会. 原发性硬化性胆管炎诊断及治疗指南（2021）. 中华内科杂志, 2021, 60（12）：1050-1074.

[8] 中华医学会肝病学分会. 胆汁淤积性肝病管理指南（2021）. 中华内科杂志, 2021, 60（12）：1075-1087.

[9] HIRSCHFIELD G M, DYSON J K, ALEXANDER G J M, et al. The British Society of Gastroenterology/UK-PBC primary biliary cholangitis treatment and

management guidelines. GUT, 2018, 67（9）: 1568–1594.

[10]LINDOR K D, BOWLUS C L, BOYER J, et al. Primary Biliary Cholangitis: 2018 Practice Guidance from the American Association for the Study of Liver Diseases. HEPATOLOGY, 2019, 69（1）: 394–419.

[11]中华医学会肝病学分会.原发性胆汁性肝硬化（又名原发性胆汁性胆管炎）诊断和治疗共识（2015）.临床肝胆病杂志, 2015, 31（12）: 1980–1988.